（第二辑）

# 脏腑药式补正

〔清〕张山雷　著

赖小平　点校

天津出版传媒集团

天津科学技术出版社

**图书在版编目（CIP）数据**

脏腑药式补正 / 张山雷著；赖小平点校. -- 天津：天津科学技术出版社，2023.6

（近代名医珍本医书重刊大系. 第二辑）

ISBN 978-7-5742-0981-7

Ⅰ.①脏… Ⅱ.①张… ②赖… Ⅲ.①脏腑病证

Ⅳ.①R256

中国国家版本馆CIP数据核字（2023）第050854号

脏腑药式补正

ZANGFU YAOSHI BUZHENG

策划编辑：吴文博

责任编辑：梁　旭

责任印制：兰　毅

出　　　版：天津出版传媒集团

天津科学技术出版社

地　　　址：天津市西康路35号

邮　　　编：300051

电　　　话：（022）23332392（发行科）23332377（编辑部）

网　　　址：www.tjkjcbs.com.cn

发　　　行：新华书店经销

印　　　刷：河北环京美印刷有限公司

开本880×1230　1/32　印张9.375　字数166 000

2023年6月第1版第1次印刷

定价：78.00元

# 读名家经典
# 悟中医之道

扫描本书二维码，获取以下**正版专属资源**

**本书音频** 畅享听书乐趣，让阅读更高效

**走近名医** 学习名家医案，提升中医思维

**方剂歌诀** 牢记常用歌诀，领悟方剂智慧

● **读书记录册**
记录学习心得与体会

● **读者交流群**
与书友探讨中医话题

● **中医参考书**
一步步精进中医技能

扫码添加智能阅读向导
**帮你找到学习中医的好方法！**

# 推荐文

　　中医药是我国劳动人民在长期防治疾病的实践中创造的独具特色的医学科学，千百年来为中华民族的繁衍昌盛做出了不可磨灭的贡献。作为新时代的中医药人，弘扬中医文化，传承国药精粹，使其更好地造福于民，是我们的神圣职责和义务。

　　当前，中医药自身正处在能力提升关键期，国际社会对中医药的关注度也日益提升。近年来，党和国家领导人非常重视发挥中医药在对外交流合作中的独特作用，并对新时期中医工作做出重要指示：一是全新、明确地界定了中医药学在中华文化复兴新时期的关键地位，是"打开中华文明宝库的钥匙"；二是指出了深入研究和科学总结中医药学的积极意义，即"丰富世界医学事业、推进生命科学研究"；三是揭示了中医药学在国际文化交流与合作中的重要作用，即"开启一扇了解中国文化新的窗口，为加强各国人民心灵沟通、增进传统友好搭起一座新的桥梁"。

　　天津科学技术出版社有限公司和北京文峰天下图书有限公司共同打造的"近代名医珍本医书重刊大系"第二辑包含 19 世纪中医名家代表作，如：《伤寒论启秘附仲景学说之分析》《集注新解叶天士温热论》《脏腑药式补正》《伤寒杂病论会通》《金匮要略释义》《研药指南》《伤寒杂病论义疏附医理探源》《金匮要略新义》《内科杂病综古》《女科综要附医案余笺》《金匮要略改正并注》《伤寒论改正并注》《香岩径》《张锡纯屡试屡效方》《张锡纯中药亲试记》《张锡纯中医论说集》《张锡纯医案讲习录》《张锡纯伤寒论讲义》《伤寒论新义》，包含了刘世桢、张山雷、黄竹斋、张锡纯等医家的代表作。

这些医家对中医发展、中医学术研究具有独特见地。时至今日，他们的学术思想和医案对临床及各类医学问题的研究仍具有重要参考和启迪作用。现将他们的经典医案和医论汇集整理重新出版，以为读者提供一份难得的了解、研究、继承中医的宝贵资料。

此系列丛书的出版，不仅具有示范意义，对全国中医药学术传承发展，也将起到积极的推动作用。且该丛书的点校与出版，并非单纯的医史研究，也非单纯的文献整理点校，而是有着很专业的实用价值，在阅读过程中，可以与这些医家的思想碰撞，产生火花。欣慰之余，愿为之推荐。

名老中医药专家学术经验继承工作指导老师

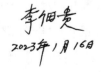

2023年1月16日

# 序　言

　　"近代名医珍本医书重刊大系"具有包含医家更多、选取品种更全、更具代表性，梳理更细致，点校者权威等特点。在第一辑的基础上，第二辑继续扩充19世纪中医名家代表作，共计19个品种。具体包括《伤寒论启秘附仲景学说之分析》《集注新解叶天士温热论》《脏腑药式补正》《伤寒杂病论会通》《金匮要略释义》《研药指南》《伤寒杂病论义疏附医理探源》《金匮要略新义》《内科杂病综古》《女科综要附医案余笺》《金匮要略改正并注》《伤寒论改正并注》《香岩径》《张锡纯屡试屡效方》《张锡纯中药亲试记》《张锡纯中医论说集》《张锡纯医案讲习录》《张锡纯伤寒论讲义》《伤寒论新义》，包含了刘世桢、张山雷、黄竹斋、张锡纯等医家的代表作。这次点校着重以中医传统理论结合著者学术经验予以诠解，汇辑各家注解，但不为古人注释所囿，联系所论的因、证、治疗等加以阐论和分析，凭证论治，论证用药。这套书深挖中华医藏，系统梳理19世纪中医名家代表作，可以为中医研究者提供坚实的文献研究基础，承前启后，为复兴中医药文化、提升中医药社会地位提供理论基础。也进一步贯彻了新时期中医工作重要指示精神：全新、明确地界定了中医药学在中华文化复兴新时期的关键地位，是"打开中华文明宝库的钥匙"。

"近代名医珍本医书重刊大系"是目前最系统地甄选19世纪中医名家代表作的系列丛书，特聘国医大师李佃贵指导，并邀请当今的中医名家、青年临床医师加入，进行严谨的点校重刊，旨在为研究中医药知识提供理论基础，传承发展祖国中医药文化。

全景脉学创始人

2023年2月11日

# 目　录

## 卷　上

# 卷 中

# 卷　下

# 自 序

　　洁古老人《脏腑标本寒热虚实用药式》尚无单行本，仅见于李濒湖东壁氏《本草纲目·序例》中，只有某脏某腑标本虚实寒热补泻各条目，而以应用诸药分条附注，朗若列眉，为学者示以仪型，树之标准，最是有条不紊，罗列清疏，初学得之，譬如握罗盘而指方位，自无暗中摸索之苦，金针度世，其意甚良。所惜言之不详，引而不发，言其然而未尝言其所以然，贤者读之，固不患不能悟彻其条理，苟其学识未到，窃恐淄渑臭味，疑似莫分，则毫厘之差，已足基千里之谬。况一类中所列各药，性情分量，各有专长，功效所趋，何尝一致。设不为之指示其同中有异。则陋者方且宝若兔园册子，信手拈来，食不知味，反授庸俗以简易之捷径，而为害且不可胜言，歧中有歧，每滋误会，是岂作者初意所及料？况乎寻绎诸条，尚有偶沿昔人之误，未尽纯粹者，则亦宜稍为更正，以成全璧。莫为之后，虽盛勿传，盖亦前贤之所殷殷属望者也。近人建德周学海澄之氏，刻入《周氏医学丛书》中，则据高邮赵双湖《医学指归》录出，自成一卷，各条目及药下，皆有注文，所以申明其病机之原始，及药力之效用，颇能言其所以，俾益学者不鲜，以较《纲目·序例》中之旧文，增多数倍，周氏谓殆即赵氏所增。今按"大肠"条中"补气"下，有"此所谓气，疑指风言"云云，确是注家口气，必非洁古本书所固有。寿颐谓：是书提纲挈领，以病源为主，不以病证琐屑分类，于根本上求下手之法，实是探河源于星宿之海，所见者大，足以握病理学、药物学之枢纽而一以贯之，较诸向来本草之有百病主治各药，以证标目，纯从枝节着墨者，相去殆不可道里计。且又言简意赅，切于实用，洵是治医者不可不读之书。顾赵氏、周氏二本，行世未广，而李氏《纲目》本既无注解，则不能轩豁呈露，且序次又不与周氏尽同，而近日通行石印铅字之《本草纲目》，更多脱落，几不可读，因从周本编定，于注文迳称赵注，以醒眉目，且以拙见疏通而证明之，名曰"正义"，其偶有脱漏者，则补缀之；或有沿讹者，则纠正之。别以"补"字，"正"字冠于各条之首，以清眉目。是固病理学之上乘禅，而亦药物学之成分表也，爰即以"补正"为名，昭其实也。

时辛酉良月山雷氏重订壬寅旧稿于兰江客次

# 卷　上

## 肺

肺藏魄属金，总摄一身元气。主闻、主哭、主皮毛。

【正义】肺为诸气之主者，以其司气之呼吸，主出纳之门户耳。若《易》之曰元气，则以此身阳气而言，蒸动于肾，而输化于脾，殊不与肺之呼吸同类。先天根本，后天发育，非肺家华盖之脏所能总摄。洁古此言，殊有误会。虽人之一身，循环上下，本无二气可言，然肺仅司其出纳呼吸之职；而摄纳之令，则在肾之盖藏；布濩之权，则在脾之旋运。究竟各有所主，必不可径谓肺为元气之总摄也。主闻者，盖以鼻闻五臭言之，肺开窍于鼻，肺气通调，则鼻观灵敏，而五臭自分，肺气闭塞，则鼻窍窒滞，而不闻香臭，非两耳闻声之闻也。凡鼻之病，皆肺之病。肺脏主哭，经有明文，然义无所征，只可存而不论。肺位最高，故气通于皮毛，亦肤表之第一层。又经言肺病在肩背，似当补一句，曰主肩背。

## 本病

【赵注】脏腑之病为本病。下同。

【正义】百病浅深，皆当分别脏腑经络标本论治。脏腑者，经络之根本。经络者，脏腑之枝叶。凡病之轻而浅者，皆在经络，迨其日积月累，渐入渐深，则传至本腑本脏，而病根坚固，不可猝拔矣。洁古本书，其标题曰《藏府标本寒热虚实用药式》，所以握百病之纲要，而辨析其原始者，大经大法，全在"标本"二字。学者能从此入手，则烛照数计，病无遁情，水饮上池，何患胸无成竹？若以一种病证言之，则又病源为本，见证为标，与此标本二义，又是不同，亦不可以混含无别。

诸气膹郁

【赵注】肺主气也。

【正义】上焦胸膈之间，气机窒塞，如胸痹之类，皆肺气为病。若中、下二焦，气分诸病，则肝脾肾三脏为多。经脉篇无此一证，洁古据至真要大论及经脉篇，谓是动则病肺胀满，固即肺气之膹郁也。

诸痿

【赵注】肺为五脏华盖，故五脏之痿，皆生于肺热。

【正义】经脉篇无此证。至真要大论谓：诸痿喘呕，皆属于上。王注颇未明析。宋校正引痿论谓：五脏使人痿者，因肺热叶焦，发为痿躄，故曰属于上。痿，又谓肺痿也。寿颐按：洁古所据，固本于至真要大论篇，然以病情言之，当专以肺痿为是；若足痿则肝肾之虚，亦有因于湿热者，必不可均以为肺病。

喘呕

【赵注】气逆。

【正义】此以喘为呕，故病属于肺。若其他诸呕，则胃病为多。经脉篇有膨膨而喘一证，又有喘喝一证。喝，《灵枢》作"谒"，误；洁古作"呕"，则本至真要大论。

气短

【正义】气短是肺金之壅塞，或肺虚之无权，故为肺病。若肾虚气不收摄，吸气不下，则不可专以为肺病矣。经脉篇谓气虚则少气不足以息，即气短也。

咳嗽，上逆

【正义】咳嗽气逆，固多肺病，而亦有肾虚不能纳气，浮阳上冲一证，其源虽不在于肺，然气火上冲，扰及肺络，然后作咳。如不扰肺，即不作咳。故咳嗽虽各有其源，而皆以肺为总路。经脉篇有咳上气一证。

咳唾脓血

【赵注】肺痈也。

【正义】肺痈咳唾脓血固也。又有肺虚久咳成痿，亦唾淡红稀痰，似脓非脓，似血非血，其候较之肺痈脓血，尤为沉痼。经脉篇无此证，是洁古所补。

不得卧

【赵注】肺藏魄也，水气射肺。

【正义】肺无肃降之权，则浮阳不藏，不得安卧，此赵氏所谓肺藏魄之理也。其肺气胀满，水饮窒塞，而不得卧者，又是一候，经咏篇亦无此证。

小便数而欠，遗失不禁

【赵注】上气下陷。

【正义】肺气清肃，则顺降得宜，小溲不变；肺气不利，则水道失其故常，为癃闭，为频数，为不禁。病虽在下，而自与至高之脏气，息息相通。喻嘉言谓：有翼者无肺，故二便不分，而无小水；四足者有肺，则有小水。知肺之与溺，自有生理关系。经脉篇有小便数而欠一条。又有溺色变一条。《脉经》则溺色变下有"卒遗矢无度"五字。今本《甲乙经》《灵枢》皆无之。据洁古此条，则《脉经》作遗矢似误。此盖以小溲自遗言之，与遗矢不同。

【补】肺胀满

【补曰】经脉篇有此一条，洁古不录，盖以统之于诸气膹郁一条也。然诸气膹郁，是概括胸膈气满诸证在内，而肺胀固自有专病。是宜补也。

【补】胸满

【补曰】经脉篇有此一条，即指肺气膹郁言之，洁古不录此证，亦以为统于诸气膹郁之中也。

【补】烦心

【补曰】经脉篇有此一条，虽是心家之烦热，然肺、心最近，肺热熏心，当有此症，是宜补也。

【补】掌中热

【补曰】经脉篇有此一条。掌中虽属手厥阴经，然肺与心部位最近，肺热熏心，当有此症，是亦脏病。

### 标病

【赵注】经络之病为标病。下同。

洒淅寒热

【赵注】肺主皮毛。

【正义】外感风寒，恶寒发热，皮毛先受其病，皆肺家之标病。《伤寒论》太阳病之啬啬恶寒，翕翕发热，虽曰太阳表证，未始非肺手太阴经，首当其冲。桂枝证之鼻鸣，小青龙之水气喘咳，何一非肺经病？方中麻黄、杏仁，何一非肺经药？以此知感邪在表，太阳太阴，各有见证。仲景太阳篇，早已合手太阴证，各各示人以辨证用药之法。何图明季以来，偏有伤寒传足不传手，温热传手不传足之呓语，强分界限，妄生门户之见。须知外感第一步，无论风寒、风热，肺经受病最多。洁古以寒热一证，列于肺经标病之首，视近世之龂龂以争伤寒温热、手经足经者，所见广狭不同，相去远矣。经脉篇虽无此证，然外感寒热，手太阴固首当其冲，洁古补此最是。近人治风寒、风热，无不以宣泄肺气为入手法门。如荆芥、牛蒡、桑叶、蒺藜诸味，何一非手太阴经主治耶？

伤风自汗

【正义】此兼风寒风热言之。自汗是表证，亦是皮毛之证，谓非肺经之病而何？经脉篇作"风寒汗出中风。"

肩背痛冷

【正义】肺主肩背，经有明文。肩背痛冷，皆肺经受寒之证。此当用太阳病之桂枝、麻黄法者，不可悟太阳太阴同条共贯之病理乎？经脉篇有气盛有余则肩背痛一条，又有气虚则肩背痛寒一条，是寒热虚实各为一证，洁古此条，则专以气虚一层言之。

臑前廉痛

【正义】此手太阴经脉所述之部。经脉篇作"臑臂内前廉痛厥，"多一"内"字，于本经所过之部，尤为明白，似不可少，此当系传写之脱佚。厥则以厥逆言之，虽同是经络为病，而与痛各为一证。

【补】缺盆中痛　臂厥

【补曰】经脉篇有此二证。臂为本经所过之部，而脉循肺系，未始不在缺盆之正中也。

## 气实泻之

【赵注】肺主气。实者，邪气实也，故用泻。下分四法。

【正义】实者，皆有余为病，非吾身应有之正气，故曰实邪。《经》所谓邪气盛则实者，斯宜泻去其邪而正乃可安。

泻子

【赵注】水为金之子。泻膀胱之水，则水气下降，肺气乃得通调。

【正义】肺与膀胱，于生理上自有一气贯通之功用。肺气清肃，则水道通调，膀胱自无壅滞之患。而膀胱蕴热，则水气横溢，肺金亦失肃降之常，故肺家闭塞，气窒不宣。有宜疏通肺窍，以恢复下行为顺者；亦有宜泄导膀胱，以决去下流之壅者。病情既异，治法亦是殊途。但谓实则泻其子，尚是拘泥于五行之相生旧说，而未尽活泼之灵机也。

泽泻

【赵注】入膀胱，利小便。

【正义】泽泻淡而能渗，利湿热壅滞之小便不爽。此则专泻膀胱蕴热者也。

葶苈

【赵注】大能下气，利膀胱水。

【正义】葶苈泄肺闭而滑坠下行，导水气直达州都，是为行气下水之主将。

### 桑皮

【赵注】下气行水。

【正义】桑根皮禀秋金肃降之气，清肺之热，泄导气火下行，又能通达皮毛，引皮肤中水气，达膀胱而出，润而不燥。此泄肺行气，利水消肿，最驯良而最有力者也。

### 地骨皮

【赵注】降肺中伏火，从小便出。

【正义】地骨能清骨中之热，泄火下行，以视桑皮，则寒凉又胜一筹。而清肺热、导气火，亦引皮肤水气，顺流而下，不嫌燥烈伤津，破耗正气，则与桑皮，异曲同工。

### 除湿

【赵注】肺气起于中焦，胃中湿痰凝聚，其气上注于肺，去胃中湿痰，正以清肺。

【正义】形寒饮冷，肺气壅塞不行，则津液凝滞，水饮成焉，此金寒水冷，肺脏自有停饮积湿之证，正不必远引胃之痰湿，上注于肺，舍其田而芸人之田也。故肺家实邪，痰饮最多。饮本寒水，皆基于湿，即有浊痰凝结，由于热邪煎灼，而为浓厚，然其源亦由于湿滞，则虽谓肺之实邪，皆是湿邪，亦无不可。所以泻肺之药，多属除湿消痰之剂，亦不仅半夏、茯苓等数物。洁古此条，特撮举数者以例其余，非谓肺家除湿之药，只此六物，盖可知也。

### 半夏

【赵注】除湿化痰，健脾和胃。

### 白矾

【赵注】燥湿追涎，化痰坠浊。

### 白茯苓

【赵注】利窍除湿，泻热行水。

### 橘皮

【赵注】理气燥湿，导滞消痰。

### 薏苡仁

【赵注】甘，益胃土、胜水；淡，渗湿。

### 木瓜

【赵注】欽肺和胃，去湿热。

【正义】肺家湿邪，即是水饮，故化痰涤饮，皆所以除肺之湿。而淡渗利湿，亦即所以清肺。正与上文泻子一条，其意互相贯注。则凡治痰饮，及通利小水诸药，自可触类旁通，固不必条举而胪陈之矣。

### 泻火

【赵注】肺属金，畏火。火有君相之别，君火宜清，相火有从逆两治。气实只宜逆治。

【正义】肺为娇脏，质最柔软，故畏寒亦复畏热，苟受火灼，则津液被烁，变幻莫测。赵氏谓肺金畏火，犹是五行生克之空套，其实肺之畏火，本不系乎火能刑金也。又谓相火有逆从两治，其意盖谓龙雷火炽，有用桂附引火归元，导龙入海之法，用热药以治虚火，故谓之从。其实外热上热之证，可投桂、附者，皆里有真寒，而外现假热之格阳，及下有大寒，而上现浮热之载阳。桂、附仍治其里之真寒，下之大寒，非治其格拒之外热，凡浮游上泛之虚热，是已不可谓之从治。若以肺火而论，则无论肺有实热，只宜清泄，即曰肺家虚热，亦惟有先清其热，而虚乃可保，否则热愈炽而肺金益耗，病将不可复问。且肺家之火，又何尝有从治之法，固不以气虚气实而有异宜。赵氏此注，直是画蛇添足。

**粳米**

【赵注】色白入肺，除烦清热。

**石膏**

【赵注】色白入肺，清热降火。

**知母**

【赵注】清肺泻火，润皮滋阴。

【正义】膏知粳米，白虎汤也。虽是清胃之正将，惟其禀秋收肃降之气，所以能扫荡炎盛，而成西方燥金静穆之令，故以金神白虎命名。盖三者性质，固无一非清火泄热，而助肺金之严肃者也。

**寒水石**

【赵注】泻肺火胃火，治痰热喘嗽。

### 诃子

【赵注】敛肺降火，泄气清痰。

【正义】泻肺之火，主药犹不止此，如芩、连、桑皮、地骨、白前、杏仁之类皆是。但罗举颇嫌繁碎，洁古之意，盖姑录数味，以示涯略耳。且下文"本热清金"一条，义与此合，亦可参观。但诃子涩敛，必非泻药，此洁古之误会，而赵氏能为之应声，得毋贻误后学？

### 通滞

【赵注】邪气有余，壅滞不通，去其滞气，则正气自行。

【正义】肺司气化出入之橐钥，外邪壅之，则气不通利，而停痰积湿，变幻正多，是肺家邪实之病，皆气机窒滞，阶之厉也。滞固宜通，凡化痰涤饮，宣络顺气之药，皆可为肺家通滞之用，亦可与上文泻子除湿二条诸物，交互参考。

### 枳壳

【赵注】破气行滞。

【正义】枳壳、枳实，破结开泄，宣导气滞之主将。但枳实重坠，利于中、下二焦；枳壳较为轻灵，故为泄降上焦之主任。

### 薄荷

【赵注】辛能散，凉能清，搜肝气，抑肺盛。

【正义】肺受风寒，气机固为之窒滞，然风热乘之，亦能蕴结郁蒸，闭塞为患。薄荷辛凉，其气芳香，最善走窜，乃清热利窍之神品。赵氏谓搜肝气、抑肺盛，非特浮泛不切，抑亦不合病情。

**生姜**

【赵注】辛温发表，宣通肺气。

【正义】生姜辛温，轻清而不猛烈，善疏皮毛风寒之邪，故为肺家发散寒气之专药。以视干姜味厚温中，功用自异。

**木香**

【赵注】升降诸气，泄肺疏肝。

【正义】木香气味俱厚，固不仅为宣通上焦气化之药。惟其气甚烈，上行亦捷，是为疏泄气滞之能品，固振动气机之良导师也。

**厚朴**

【赵注】辛温苦降，下气消痰。

【正义】厚朴辛温能升，苦泄能降，近人往往视为中、下二焦开结破气之用，是仅知其苦泄，而几忘其辛升。仲景谓喘家加厚朴杏仁佳，知其温通开泄之功，固合上、中、下三焦而一以贯之也。

**杏仁**

【赵注】泻肺解肌，降气行痰。

【正义】杏仁苦泄重降，开结滞而涤痰腻，是肺家之专药。

### 皂荚

【赵注】通窍吐痰，入肺大肠。

【正义】皂荚乃荡涤垢腻之猛将，无坚不破，无积不消。老痰得之，等于摧枯拉朽；而风痰壅塞，亦能开泄上涌，一鼓而除，是肺有痰饮之扫荡法也。

### 桔梗

【赵注】入肺泻热，开提气血，表散寒邪。

【正义】桔梗疏通气滞，亦彻上彻下，开泄三焦之通用药；又能外达腠理，发散皮毛。赵谓表散寒邪，深合桔梗辛温之正治。又谓开提气血，则须知《本草经》绝无升提上行之义，未免为洁古载药上浮之说所误。要之泄降为长，固能疏达肺家气滞。观古人以治肺痈，其旨自见。

### 苏梗

【赵注】下气消痰，祛风定喘。

【正义】苏梗以近根肥大者为佳，故为重坠降气，直达下焦之用。惟其气芳香，亦行于中、上，是亦可以顺导肺气，故洁古列为肺家之药。

【补曰】此条通滞，为大实者设法，故多气味浓厚，力量峻烈之品。盖肺家实邪，本只两种，苟非痰结，即是气窒。所以除湿一条，专主消痰，而此条专主破气，惟更有气机偶滞，未至大实之一候，则枳、朴、皂荚等味，尚嫌药力太猛，只宜用气味轻扬者，开发而展布之，如兜铃、马勃、九孔子、瓜蒌皮、旋覆、桑叶之类，皆清宣肺气之清灵要药，自与气浓力厚者，主治不同，亦未始非疏通气滞之一道。他若荆、蒡、蒺藜等，轻疏肺闭，即以开泄皮毛，解肌散邪，则为在经外感言之，补入下文标病条中，亦与本病不同，不可含混。又肺气郁窒，内壅生热者，更有清泄肃降一法，亦所以通肺之滞，如白前、桑皮、枇杷叶、象贝母之属，是治肺热气滞，郁结不宣之证。苦泄凉降，所以抑之下行，以顺肺金清肃右降之性，但不可误用于风寒外束之时，否则寒邪被抑，益增其壅，而邪无出路，变幻不穷，即为痨瘵根基矣。此与洁古之辛香开结，大是不同，而所以泄肺家热壅，自成一种法守，可以补易老之未备者也。

### 气虚补之

【赵注】正气虚则用补。下分三法。

补母

【赵注】土为金母。补脾胃，正以益肺气。

【正义】虚是本气之式微，法应用补，自当补益本身，庶为直捷了当，经虽谓虚则补其母，得毋舍近求远，失之迂曲。惟肺禀金寒之气，其体清肃，故肺气果虚，皆兼寒证。凡是肺家补药，又多合肺金肃降之令，尽是清滋凉润，可以治肺家燥热，而不可以治虚寒。所以古人补肺，恒用补土之法，培其母以荫其子，似经文"虚则补母"一说，专为肺脏立论。凡是健脾养胃之药，皆足以补益肺虚，亦不独洁古所举之参、芪、甘草数物。而肺病善后良法，如气虚少气干咳诸证，但已脉细舌清，面白唇淡，纯现虚象者，又无一不赖补土以收全绩。而滋肺清润诸药，悉在禁例矣。

**甘草**

【赵注】补脾胃不足。

【正义】甘为土之正味，故甘草为补养脾胃主药。

**人参**

【赵注】益土生金，大补元气。

【正义】人参最富脂液，喜阴恶阳，故专补五脏之阴，不可谓其独益脾胃。且向来以为大补元气者，正以阴液旺而气自充，其实味厚气薄，万不可误认气药。自明以来，凡有作为补气阳分之药者，最不可解。赵氏此注，犹有俗见。

**黄芪**

【赵注】壮脾胃，补肺气。

【正义】芪皮最厚，而条理清疏，脂液独富，专补皮毛，益卫气，是温养肺家之主将，不必言甘以补脾，转觉迂远。

**升麻**

【赵注】参芪上行，须此引之。

【正义】升麻是升举脾胃清阳之药。惟气虚不运，脾阳下陷者，用以辅佐参、芪，升举大气，以助健运，始可作为补脾之药。其实已非补土之正将，若列之肺家药中，则肺以肃降为顺，殊非升提所宜。

**山药**

【赵注】入肺归脾，补其不足。

【正义】山药甘淡，得土气冲和之正，故为补土纯正之良药。

**润燥**

【赵注】补母是益肺之气，润燥是养肺之阴。金为火刑则燥，润燥不外泻火，泻实火则用苦寒，泻虚火则用甘寒。

【正义】肺脏柔脆，燥则耗液。果是燥火，自当甘寒润之，与泻实火之利用苦寒者大异。洁古以润燥列于虚证，辨析极清，是当与泻火清金二条，分别观之。

**蛤蚧**

【赵注】补肺益精，定喘止嗽。

【正义】蛤蚧为摄纳肾气，血肉有情之物，以治喘嗽。是肾家虚阳上扰，气火冲激之病，非能治肺有痰饮之喘嗽。盖肺之喘嗽，实证则是寒饮壅塞，虚证即是肾气上奔。洁古录此物于虚证类中，知摄纳肾气，即为肺虚喘嗽之不二法门。

**阿胶**

【赵注】清肺滋肾，润燥益阴。

【正义】阿胶滋养五脏阴液，而用济水伏流，沉重之力，引入肝肾至阴之部，亦是摄纳肾气，不使浮阳冲激。故滋润肺家阴虚，亦能降逆定喘，而止燥咳，疗咯血。

**麦冬**

【赵注】清心润肺，强阴益精。

【正义】麦冬富有脂液，为补肺滋腻之厚味。果是肺有燥热，斯为润燥滋液之要药。

**天冬**

【赵注】清金降火，滋肾、润燥。

【正义】天冬润肺，其滋养助液，等于麦冬。而寒凉粘腻，则又过之，必燥甚火炽，舌红光滑，斯为及时之霖雨。

**贝母**

【赵注】泻火散结，润肺清痰。

【正义】川贝甘淡生津，润而不腻虽治肺燥，而性最冲和，力量薄而功效亦缓；象贝则苦寒清热，能化燥结之浊痰。

**百合**

【赵注】润肺安心，清热止嗽。

【正义】百合苦寒而润，百瓣合拱中心，有如心肺包含之理。故专主肺心两脏燥热之病。

### 天花粉

【赵注】降火润燥，生津滑痰。

【正义】蒌根甘寒微苦，滋肺胃津液，润燥即以清热。寿颐按：五脏液伤，皆有燥证，但心脾肝肾之燥，不露于外，识症殊是不易。凡口渴无津，咽喉干涸，舌无苔而质光滑枯涩者，皆肺胃之燥症也。凡治燥渴之甘寒养液诸物，皆所以润肺胃之燥，如人参、沙参、石斛、葳蕤等类，药物不少，正不独洁古所述数味，但此类之中，多含粘腻之质，惟实是燥火，而干咳无痰者为宜。若肺热有痰，则二冬、二母、玉竹、阿胶之属，适以助其粘腻，增热有害，润燥无功，反致痰热胶固，牢结不解，所谓如油入面，不可复出。须知肺热挟痰者最多，而真是无痰之燥热甚鲜。此中是非，不可不辨。俗子妄用滋润诸药于舌腻胸闷等证，无不造成劳瘵，所见最夥，伤心惨目，挽救末由，那得不垂涕一告。

### 欽肺

【赵注】久嗽伤肺，其气散漫，或收而补之，或浚而降之。宜于内伤，外感禁用。

【正义】肺气虚馁，自当固摄以收其溃散，古所谓短气少气者，皆肺之不足也；亦有肾气不摄，浮阳冲激而作咳，真水泛溢以为痰，有干咳无度者，亦有咳唾白沫。而舌光无苔者，皆非肺家之停痰积饮，亦必滋肾固涩，以摄纳元气。赵氏所谓收而补之，敛而降之，即是此证。良由肾气上冲，假道于肺而为咳，欽肺即以摄肾，是为治虚之一大关键。而肺家自有痰饮，则舌腻胸闷，万不可误授此法。而赵氏所谓久咳伤肺，则久嗽者挟痰挟饮，亦正不鲜，与干咳之纯属气火上冲者有间，欲投收涩，尚宜审慎。

### 乌梅

【赵注】欽肺涩肠，清热止渴。

【正义】乌梅为酸收之主将，以治肺病虚咳，审证最宜真确。倘有感邪饮邪，无异一杯鸩毒。赵注"止渴"二字，可为辨证要诀。惟其渴而能饮，则肺胃液耗，虚火上乘，涩敛宜矣。

### 粟壳

【赵注】欽肺涩肠，固肾止嗽。

### 五味子

【赵注】收欽肺气，消嗽定喘。

### 五倍子

【赵注】欽肺降火，生津化痰。

【正义】此三物酸涩，虽视乌梅为少减，然性情正同，皆不可轻率误用。

### 白芍

【赵注】安脾肺，固腠理，收阴气，欽逆气。

【正义】白芍气味，虽号酸收，而实则酸味最薄。

但纯阴沉降，能收摄肝脾肺肾涣散之阴气，降逆而固护脏真，厥功殊伟。

【补】诃子

【补曰】诃子固涩，保肺气以收摄真阴，最是肺虚要药。洁古列于泻火类中，似宜移入此类为允。

【正义】此类诸物，皆酸收涩欷之性。赵氏所谓外感禁用，最宜注意。但更有说焉，凡肺气虚馁之体，腠理不固，外感易侵，多有旧病新邪，猝难分辨，选药不慎，贻误滋多。亦与治痰饮咳嗽者，妄用酸涩，同一大害。惟小青龙治寒饮喘嗽，五味、姜、辛并列，辛与酸相引，则摄纳而不恋邪，斯又欷肺之别有作用，亦非纯虚之证，所可一例论也。


## 本热清之

【赵注】清热不外泻火润燥，前分虚实，此分标本寒热，意各有主，故药味亦多重出。

### 清金

【赵注】清金不外滋阴降火，甘寒苦寒，随虚实而用之。

【正义】本病即脏病，有热宜清。质言之，即前之所谓泻火耳。但前条为实火着想，则只有寒凉泄降之药。而此条以肺热着想，则有实热，亦有虚热，所以苦寒甘寒，错综并列。虽可选之药尚不止此，然所以分治虚实者，只此两途，触类旁通，自寻门径，斯得之矣。

黄芩

【赵注】苦入心，寒胜热。泻上焦中焦实火。

知母

【赵注】苦寒泻心。

栀子

【赵注】苦寒泻心肺邪热。

麦冬

【赵注】甘寒润肺。

天冬

【赵注】甘苦大寒，清金降火。

沙参

【赵注】甘寒补肺，滋五脏之阴。

紫菀

【赵注】润肺泻火，下气调中。


## 本寒温之

【赵注】金固畏火，而体本寒冷，过用清润，肺气反伤，故曰形寒饮冷则伤肺。

温肺

【赵注】土为金母，金恶燥而土恶湿。清肺太过，脾气先伤，则土不能生金，故温肺必先温脾胃，亦补母之义也。

【正义】肺脏柔脆，外寒乘之，则金凉；饮冷伤中，则金亦凉，是必温养以复其和煦之常。但温肺无专药，而肺气虚寒者，脾必承其敝，正以肺之与脾，子母相生。脾为湿土，喜燥恶湿；肺为燥金，喜润恶燥，性正相反，所以润肺太过，无不伤及脾土，而溏泄寒中之病生，是子虚及母，正犯脾家之所忌，故补肺之虚，必补土以生金，而肺气虚寒，亦必先温其脾胃，俾母气旺而余荫及子。洁古此条，名为温肺，而多脾胃之药者，正是温养肺金之真旨，视庸俗之习用沙参、麦冬、五味，自谓补肺而不顾其后者，得失如何？

**丁香**

【赵注】辛温纯阳，泄肺温胃。

【正义】丁香是温胃之主药。赵氏谓之泄肺者，开泄肺家之寒气也。

**藿香**

【赵注】快气和中，开胃止呕，入手足太阴。

【正义】藿香是燥湿利气，醒脾健胃之专将。

**款冬花**

【赵注】辛温纯阳，温脾理气。

【正义】款冬花生寒水之中，隆冬着花，其有纯阳御寒之性，已可概见。又花皆轻扬，气清行上，为温肺之专药。

### 檀香

【赵注】调脾肺，利胸膈，引胃气上升。

【正义】檀香芬芳上行，而气又清冽不浊，虽亦温运脾土之主，而清扬上行，亦所以温养肺气。

### 白豆蔻

【赵注】温暖脾胃，为肺脏本药。

【正义】蔻仁醒脾通滞，是温燥中土主药。

### 益智仁

【赵注】温脾胃，补心肾。

【正气】益智温而能涩，中则为脾胃家快气健运之先导，下则能固摄肠滑。故上之亦以温养心肺，收耗散之虚。

### 砂仁

【赵注】和胃醒脾，补肺益肾。

【正义】砂仁温运，醒脾爽胃，与蔻仁同功，而燥烈较减，通滞行气，犹有和平景象。

### 糯米

【赵注】甘温，补脾肺虚寒。

【正义】糯米柔韧而粘，温和甘缓，含有涩钦性质。故滋补脾胃，以迟滞粘腻之质，固守中气，下则能固肠脱，上亦收摄心肺之虚。但呆钝有余，气机迟滞者，最为禁品。

### 百部

【赵注】甘苦微温，润肺杀虫。

【正义】百部温而能润，是为温肺正将。

【补】**紫菀**

【正义】紫菀色紫，苦辛微温。《本草经》：止咳逆上气，胸中寒热结气，是专通肺气，为血分中气药，当移入此类中。

### 标寒散之

【赵注】不言标热者，肺主皮毛，邪气初入，则寒犹未化为热也。

【正义】寒气外侵，皮毛首当其冲。肺经标病，寒邪本是大宗，然东南多风温风热之候，气由口鼻吸受，亦未始不先犯肺，且亦未始非皮毛先受其病。赵氏必谓在表无热邪，须待传变而寒始化热，则为太阳病言之，非为风热风温外感言之。今补标热一条于后。

解表

【赵注】表指皮毛，属太阳。入肌肤，则属阳明。入筋骨，则属少阳。此解肌解表和解，有浅深之不同也。

【正义】肺经之表，仅言皮毛可也，此不必征引《伤寒论》之太阳病，反觉两两含混，莫知适从。赵又谓入肌肤则属阳明，要知邪入阳明，亦先为在经之病，次为入腑。"肌肤"二字，不能赅括。又谓入筋骨则属少阳，从古无此奇语，不知双湖何从悟入，怪僻不经，何可为训。

### 麻黄

【赵注】辛温发汗，肺家要药。

【正义】仲景麻黄汤，主伤寒恶寒无汗，谁不知是太阳病主将。然发太阳之表，即是开泄皮毛，麻黄质轻而清，中空不实，最能宣通肺气，开皮毛，而泄腠理，即所以泄肺之闭，故肺为寒束，鼻塞声重，咳嗽不扬，甚至瘖不成声者，非麻黄不效。而肺气闭塞，肌肤浮肿者，亦宜以此通肺气而调水道，洵是肺家主药。

### 葱白

【赵注】外实中空，肺之药也。发汗解肌，通上下阳气。

【正义】色白气辛，通阳达表，是开通肺闭而直透皮毛者。

### 紫苏

【赵注】发表散寒，祛风定喘。

【正义】苏叶辛温芳香，其体轻扬，其气甚烈，故能上行至高，宣肺滞，外达腠理，散寒邪。若曰气喘降气，则抑肺气以下行为顺，皆苏梗、苏子之效力矣。

【补正】外泄皮毛风寒，而内开肺家闭塞者，非辛温升发，气味轻清，不能直达病所。洁古所举三物，是其例也。此外则有防风，专于祛风而亦微温，又是辛散皮毛主药。近有胖大海，见于赵恕轩《纲目拾遗》，其质极轻，沸汤渍之，四散发扬，可征其疏达之力最捷，而性亦温通，当于此条下补此二物。

【补正】标热疏之。

【补曰】风热之邪，亦由皮毛而入，肺经受之，亦为咳嗽鼻窒，亦使声音不扬。但是热气壅塞，喉中鼻中，自觉烘热，此宜辛凉疏泄，以宣肺郁而开皮毛，用药与古人之麻桂羌防，大有区别。是宜补此一条，以拾洁古之遗，以备及时之用。

【补】**桑叶**

【补曰】桑叶纹理疏朗，而气轻味薄，清芬凉爽，合于肺金清肃之令，能通皮毛而泄风透热，是为疏解风热之清灵妙品。

【补】**牛蒡子**

【补曰】牛蒡辛凉，疏解皮毛风热，而通肺气。又颗粒坚实，则重坠下行，亦顺肺金右降之令，能通大腑，使肺家蕴热下移，从大肠而泄，故大便不实者禁之，而温热感证不忌，以地道既通，即为邪热辟一出路也。

【补】**白蒺藜**

【补曰】蒺藜子古称定风息火，白者亦名刺蒺藜，尤为轻扬，则泄散在表之风热。

# 大　肠

大肠属金，主变化，为传送之官。

【正义】大肠属手阳明经，与肺手太阴经，相为表里，故肺气通于大肠。主变化者，饮食入胃，传至大肠，虽已输精行气，只留渣滓，然食物精华，犹有存者，大肠亦能分泌之以生精液，故职虽专司传送，而亦有变化精微之作用。迨传送至直肠，则专以排泄潴秽矣。

### 本病

【正义】此言大肠在腑之病。

大便秘结

【正义】六腑以流通为专者，大肠导达渣滓。尤不可积滞不通，失地道下行之顺。

泄痢下血

【正义】痢即利字之孳生，亦以滑利通利为义。此之泄利，以泄泻言，非如晚近俗见，称滞下为痢疾可比，与下文里急后重，各是一证，分别言之，其旨甚显。泄利及下血，皆大肠无固摄之权，有开无阖之病。惟下血亦有因于内痔者，宜分别论治。

里急后重

【正义】此古之所谓肠澼，今之所谓滞下，欲下而窒滞不爽，在里则急急欲便，而后之魄门，重滞不通，此肠有辟积使然，固大肠在腑之病也。

疳痔、脱肛

【正义】疳痔，今谓之痔疮。在肛内者曰内痔，在肛外者曰外痔，皆有形之疡患，故曰疳痔。皆湿热壅于大肠使然，故属于腑病。脱肛是肛门下坠，脱突在外，有虚实两候，实者湿与热壅，大便艰难，因努责而脱，治宜清导；虚者脾胃清阳下陷，大便滑爽，气不能摄，治宜补涩。亦宜升清。

肠鸣而痛

【正义】肠鸣有湿阻，有气虚。痛亦有湿热、有气滞，皆有虚实寒热之不同。虽宜分别论治，然为在腑之病则一也。以上诸证，皆经脉篇所无。盖经脉篇本条所载诸证，固皆经络为病，无本腑病也。

【赵注】以上诸证，或虚或实，或热或寒，皆本腑之病。


**标病**

【正义】此言手阳明经络为病。

齿痛，喉痹，口干，咽中为梗

【赵注】咽非本经，脉入缺盆，循胃脉外，近于咽。

【正义】手阳明之脉，从缺盆直上至颈，贯颊，下入齿中，故阳明经受病，则齿为之痛，口为之干，喉为之痹，咽为之梗。

【考正】下入齿中，今本《灵枢》作入下齿中，兹据《甲乙经》校正。盖既由颈贯颊，则经脉已上行至颊，在齿之上。曰下入齿中者，言其由颊下行也，是不分上齿与下齿，故是动则病齿痛。《甲乙经》《脉经》《千金》等书，皆不言下齿痛，是其明证。若如《灵枢》作入下齿中，则脉仅行入下齿，亦当明言下齿痛，方有分别，是一字倒置，而部位大异，不可不正。仿宋本王注《素问》四卷十五页阳明终者节注文亦作"下入齿中"，又其一证，则仿宋《素问》一卷四页阳明脉衰节注文，作"入下齿缝中"，而《脉经》《千金》诸本同之，皆是误字，盖沿误固已久矣。又直上至颈贯颊，今《灵枢》无"直"字、"至"字，兹从《甲乙经》及《千金》补。寿颐按：《灵枢》成于王启玄之手，王注《素问》，始引《灵枢》，是其明证。杭世骏《道古堂集》中《灵枢》跋语，已有此说，实即从《甲乙经》录出，而行世已极晚，南宋史崧始传之，又未经林亿等校正，故错误极多，以《甲乙经》《脉经》等书校之，多他本为长。寿颐所引《灵枢》，多称《甲乙经》，从其朔也。

鼻衄

【正义】手阳明脉，上挟鼻孔，终于迎香。

目黄

【正义】手足阳明之热。

手大指次指痛

【正义】本经所过之部。经脉篇作大指次指痛不用。

宿食发热

【赵注】宿食在内，发热在外，故为标病。

【正义】宿食不消，大肠亦当分任其责，以食物下行入肠，肠亦有消化力也。然是腑病，依洁古之例，不当列入经络之标病中。若曰因宿食而发热，亦非宿食应有之证。据《甲乙经》经文，气盛有余，则当脉所过者热肿，虚则寒慄，是言经络之气，盛则为热、为肿；虚则为寒、为慄，而无宿食一证。洁古此书，叙十二经络腑脏诸病，大旨多与《甲乙经》符合。则此条突出"宿食"二字，殊为蛇足。其发热一证，盖即盛则热肿之意，则当联属下文寒慄读之。赵双湖注以"宿食发热"四字，联为一气，殊非洁古之意。

寒慄

【正义】《甲乙经》之经脉篇，言气盛有余，则当脉所过者热肿，虚则寒慄，以经气之盛衰，发为热肿寒慄之证，皆以本经所过之部位为定，非泛言遍身之热肿寒慄，经文极为明了。洁古节去经文"气盛气虚"两层，又无"脉所过者"四字，则发热寒慄，竟是遍身之寒热，大失经旨，抑或传写有脱佚讹误耶？

【补正】颊肿

【补曰】颊是本经所过之部，据《甲乙经·脉篇》，当补此一证，《灵枢》《千金》则作"颈肿"。

【补正】肩前臑痛

【补曰】亦本经所过之部，《甲乙经》《灵枢》诸书，皆有此一证，是当补也。

### 肠实泻之

【赵注】大肠主出糟粕。邪气有余，壅滞不通，则为实，故用泻。下分两法。

【正义】六腑以通为职，况大肠职司传送，尤以通行为顺。热邪留滞，或气结不宣，则传导失职，而糟粕不通，是为实证，非泻不可。泻大肠者，无非泻其热结，与通其气滞而已，故下分热与气两途。虽亦有津液不足，或气虚不行，因而便秘者，虽是实结，确有燥矢，亦不得轻用荡涤之法，更当与下文补虚诸条中求之，固不在实证泻之之例。

热

【赵注】热结于肠，大便不通，寒以下之。

### 大黄

【赵注】荡涤肠胃，下燥结，去瘀热。

【正义】大黄苦寒，气味俱厚，破结涤热，直达下焦，而一过无余，泻去滓秽，二三行自止，绝无后患。号称将军者，譬犹王者之师，专除寇盗而不扰良民，是为泄热队中，堂堂之陈，正正之旗。

### 芒硝

【赵注】润燥软坚，荡涤实热。

【正义】芒硝咸寒，咸能软坚，燥矢凝结，坚如弹丸者，但用大黄，则燥矢下达直肠，而块坚形巨，急不得出，惟与芒硝偕行，则结者化溏，始能畅下。后人用提炼之法，去其污垢，是为玄明粉；今西法别用化学制成者，名镁磺养，性质皆同，尤为纯净。凡大肠热结，大便不爽者，独用一物，气味俱清，奏功极速，而无大苦碍胃之弊，较之大黄浓厚，难于下咽，且令人减食者，尤为和平，功用确在大黄之上。

### 芫花

【赵注】荡涤留癖饮食，寒热邪气。

【正义】芫花、大戟、甘遂，仲景之十枣汤也，皆逐水通肠峻利之品，治痰饮停积，气实能胜之人，始可用之，仲圣必以肥枣煮汤，保护脾胃，则药力之猛，自可想见，视大黄、玄明粉之过而不留者远矣。

### 牵牛

【赵注】泻气分湿热，通大肠气闭。

【正义】牵牛亦逐水通肠之猛将，与芫花、甘遂等无异。赵氏但谓其泻气分，殊不确当。

### 郁李仁

【赵注】下气行水，破血润燥。

【正义】郁李仁滑利通肠，导达滓秽，泄热下气，而不伤于正，尚属平和之药。但市肆中多用郁李核，只有硬壳，中空无物，以入煎剂，毫不获效。必去壳用仁，始能有功。近人定方，必书明"郁李仁肉"四字，良有以也。

### 石膏

【赵注】清热降火。

【正义】石膏专清胃腑蕴热，惟胃热下泄，则二肠同得其清，是亦可谓大肠泄火剂也。

### 巴豆

【赵注】开窍宣滞，斩关夺门。

【正义】巴豆大热大毒，荡涤肠胃，搜削脂膏，非常猛厉，且大泻之余，留热不去，为害甚剧，苟非寒实大结，不可轻试。何意洁古列于泻热条中，殊不可解。惟肠胃闭塞不通，固自有寒实一证，药为病设，亦不可因噎废食，缺此一法。《伤寒论》有三物白散，《金匮》有备急丸，皆是邃古遗传，医家规范。但此物大毒，尤在油质，古人熬黑，犹未尽善，今则纸包重压，去油成霜，峻厉稍减。京都有通治小儿百病之万应散，即此物和硃砂等分为之，每服只一二厘，颇有近功，原以小儿之病，无非停食生热，于法当泻，而所服甚少，则幼孩亦易服饮，自不致大伤正气，心思甚巧，宋人钱仲阳幼科圣手，而《小儿药证直诀》中，用此药者不少，固已先有其例矣。

【补曰】大肠泻热之药，不仅上列数物，如麻仁、柏子仁、瓜蒌仁等，为润肠通腑之轻剂；芦荟为苦寒泄热之重剂；大戟、甘遂、商陆等，为消癖逐水之毒剂，又如芩、连、川柏、龙胆草、胡黄连等，虽非荡涤渣滓之药，然苦寒直下，均是清理肠热之主宰；余如地榆、柏叶、玄参、知母等物，清降润肠，亦无非为燥金实热设法。以此知洁古专就荡涤着墨者，犹只为一端言之也。今西学之通肠泄热，多用蓖麻子油，滑润虽佳，泄热不足，又有番泻叶（亦名地萱草）则通泄甚捷，而逐水不能去滓，皆不如旧学之分别证情，随宜选药为允。更有燕氏之所谓补丸，韦廉士之所谓清导丸等，近今出品，名目日繁，功效固捷，亦无太过之弊。然按之实际，仍即芦荟、皂荚之属，不过改头换面，求其新颖，无他奇巧，不足征也。

气

【赵注】气塞则壅。行气破气，则滞自下。

【正义】大肠之所以窒塞不通者，虽有热结实结之分，然其源皆由于气滞不宣，而后为壅。但攻其结，不理其气，甚且有愈攻愈窒，反不能自下者，则大气不行，而重坠猛压，适以捣渣滓为坚块，闭塞隧道，而更不可通。所以泄热破结，皆须以气药为之先导，相辅而行，则气机流通，而实热均化。且有仅为行气，无事攻破，而滓秽自去者。更有虚人、老人，不胜峻剂攻击，而只宜于运行气化者，此拨动其机括，而功力自有可观。较之专宗子和一流者，岂非王道霸术，治理不同，而利弊随之，效果自异耶！

### 枳壳

【赵注】破气行痰，消痞胀，疏肠胃。

【正义】枳壳、枳实，皆行气之主将，力量颇雄。以治下焦，宜用枳实，攻坚陷阵，亦非仅佐使之材。

### 木香

【赵注】泄肺气，实大肠，治泻利后重。

【正义】木香气味皆浓，是运行气滞，最为灵通之妙药。双湖泄肺入肠二句，太不可解，岂有宣通者而反为实肠之理。要之，木香能降能升，彻上彻下，以治大肠，则通滞气，举下陷，固专治里急后重之无上神丹也。

### 陈皮

【赵注】理气燥湿，下气消痰。

【正义】陈皮固亦通调上下之良药。然治下焦气分，则青皮沉重，其味较厚，尤为专品。

### 槟榔

【赵注】泻气行痰，攻坚去胀，治大便气秘。

【正义】槟榔质重下行，消食通滞，亦能泄大肠之闭塞。然气力虽雄，而味颇涩，则消导而不嫌于峻利，故为食积痰凝，及赤白滞下之要药。

**【补】厚朴**

【补曰】厚朴通滞气，达三焦，虽非大肠专药，而气味皆厚，破结有余。承气汤必以枳朴为硝黄之先导，是固气分药中之一员主将也。

**【补】乌药**

【补曰】乌药亦三焦通滞之妙品。气疏以达，味轻而清，流动是其专长，而无燥烈伤津之弊，乃行气药中之极和平者，惟其儒将风流，不动声色，而令出惟行，奏功甚捷，所以可贵。

**【补】大腹皮**

【补曰】大腹皮质地虽轻，而气疏以达，开泄下焦气滞，宣导湿热，禀海南子之余气，轻清流利，威而不猛，勿以微贱忽之。

## 肠虚补之

【赵注】大肠多气少血，气血不足，则虚，故用补。

【正义】诸腑主化物而不藏，以运输为专职，宜于流动不滞，功在走而不在守。昔人谓六腑以通为补，故二肠、膀胱，极少补药，况大肠为传导之官，尤以通泄潴秽为主，似更无补涩之理。然苟其滑泄不已，固摄无权，未始非肠虚为病，则脱者固之，陷者举之，苦以坚之，涩以收之，皆是补肠之正法。赵氏谓气血不足为虚，殊嫌泛而不切。

气

【赵注】补气不外下文升阳、除湿二法。此所谓气，疑指风言。盖风为阳气，善行空窍，风气入肠，则为肠鸣泄泻诸证。故药只举皂荚一味，正以其入肠而搜风也。

【正义】大肠气虚，无非下文脱陷二层。洁古既有脱陷专条，则气虚一证，即已不能独立。赵注虽添出肠风一议，别开生面，要亦节外生枝，全非本题应有之义。纵使风入肠中，或为肠鸣飧泄，或为扰营下血，亦是下文燥、湿、脱、陷四者之一，必无拔戟自成一队之理。况所用之药，皂荚一味，太不近情，亦岂能治肠风，终是莫明其妙，与其如涂附，拟不于伦，毋宁付阙疑，存而不论。

**皂荚**

【赵注】辛温性燥，入肺大肠，搜风除湿。

【正义】此条以补气为主义，而药乃是皂荚之滑泄峻厉，善于荡涤者，去题万里，百思而不得其解。盖此物刮垢涤腻，其力最猛，辛燥走窜，直可无坚不破，无积不消；耗气伤津，较之朴、枳、硝、黄、牵牛、遂、戟，殆又倍蓰，若竟谓之补气，恐执途人而问之，亦必有不肯赞同者。而谓洁古竟北辙南辕，至于此极，宁不可怪？此条或是传写之讹。赵氏虽以搜风除湿，强为比附，终与补气正义，渺不相涉。试揣易老列气之一条于补虚门中，盖必指大肠之气机窒塞者言之，则凡青皮、乌药、木香、枳实、厚朴、苏梗等，芬芳流动，宣通下焦之药，无一不可疏导大肠之气滞，拨动机括，而助其运行，亦未尝不可指为大肠补气之用。虽曰皆以宣导见长，仍与上文"肠实泻之"，无甚区别，亦非"补"字正旨。然究竟补肠之气，本无专药，则以通为补，尚无大谬，且行气之药，重用之则为攻剋，轻用之即所以斡旋气机，只在临证之时，审其权宜，而知所进退，其理本是并行而不悖，不较之以皂荚为补气者，稍为近情也耶！

燥

【赵注】燥属血分，金被火伤，则血液枯燥，养血所以润燥也。

【正义】大肠燥结，有实有虚。实证是火炽而液干，虚证是津枯而秘涩。故治热盛之燥，则清火即以除其源，虽与苦寒，皆无所畏。而治津枯之燥，非养血不能培其本，但知柔润，反种祸胎。虽曰邪热盛时，津液必耗，证自有相因而至者，然病源不同，各有所主，用药不可不求其本，而作一例观也。洁古本条，选药无多，然导瘀生血，滑利滋阴，唐至踵集，虽皆含有柔润之性，而主治各有所归，欲使学者分别观之，择其所宜，以类相求，自得门径。而赵氏徒以"金被火伤，养血润燥"，作通套语，失其旨矣！

### 桃仁

【赵注】行血润燥，通大肠气秘。

【正义】桃仁润肠，入血行血，有去瘀生新之力，热盛血瘀者宜之。

### 麻仁

【赵注】润燥滑肠。

【正义】麻仁柔滑，而亦导滞。燥热便秘，欲介而不能行者宜之。然攻坚之力量甚薄，不能通泄实结，非专阃之材。

### 杏仁

【赵注】润燥消积，通大肠气秘。

【正义】杏仁泄肺降气，则清肃之令下行，而通肠消积，脏腑贯通，所谓下病治上，不仅以滑润专长。

### 地黄

【赵注】泻丙火，清燥金，补阴凉血。

【正义】地黄味厚，本乎地者亲下，脂膏富有，滋肝脾肾之阴，而养血润燥。邪热盛者用鲜地，燥热而液虚者用干地。惟熟地最滞，奏功更缓，非胃醒安谷，徐图调复之证，不必选用此迟滞之质。

### 乳香

【赵注】消气活血，通十二经。

【正义】乳香、没药，本是树木膏脂，自有润泽之义，气虽芬芳，而质极粘滞，疏肝健运，通行经络，以气胜也，但是丸散之料。若入煎剂，腻浊异常，殊难适口，观古方自有区别，而近今则无人知此义也。

## 松子

【赵注】通大便虚秘。

【正义】松子味甘气芳，油质最富，润肠妙品。

## 当归

【赵注】补血润燥，滑大肠。

【正义】当归富有脂液，而气味俱厚，血中气药，补中能行。故为生血活血之主剂，借作润肠，是以养血生津培其本者。

## 肉苁蓉

【赵注】补精血，滑大肠。

【正义】苁蓉本为肾家生津益液之主药，温而润泽，故能通肠。但市肆中皆以盐渍，本质已变成降，化温和而为咸寒，所以滑肠效力，于今益验。

## 【补】角胡麻　油麻　蓖麻

【补曰】角胡麻、油麻、蓖麻，皆是多脂，以润肠燥，呈功俱捷，正以性情效用，同于麻仁，故皆得麻名。而胡麻兼能潜息风阳；油麻尤以黑皮绿肉者，最为佳种，则入肝肾，滋阴生血，尤有同气相求之妙；蓖麻则向来医书，认为毒药，然人多种之，炒食芳香，等于果子，未见其害，西学家即以蓖麻子油，为内服润肠通用药品，知古书之不可信矣。

湿

【赵注】土为金母，脾虚湿胜，则水谷不分，下渗于大肠，而为泄泻。燥脾中之湿，所以补母也。

【正义】大肠受湿，多为泄泻，亦为滞下。惟肠是传送之官，为泄为滞，皆由上源传送而来，非本腑为病，良由脾土既困，健运失司，清浊混淆，而大肠乃承其敝。故治大肠之湿，无不以治脾为先务，恰好脾为湿土，肠属燥金，惟土生金，正与古人虚则补母之说，比附巧合。盖治脾者，助其健运，以清根本，非补母之通套议论，所能发明此中精义也。惟湿流大肠，有湿热、湿寒之别，即治法有清理、温理之分。泄利为滑，有湿热，亦有湿寒，滞下为积，多湿热，而少湿寒。洁古选药，尚未兼到。赵氏专就泄泻着想，亦漏略滞下一层，兹姑补数药于后，以备大法。

### 白术

【赵注】补脾燥湿。

【正义】白术多脂，而气味芳香，专补脾阴，流动不滞，助大气之旋运，是以气胜者，故能升清而燥湿，补脾即所以厚肠，能举下陷之气滞。

### 苍术

【赵注】燥胃强脾，除湿散郁。

【正义】苍术气味，视白术尤烈，质又空鬆，则运动之性更速，最能燥脾健胃，振刷清阳。夏秋之交，湿土卑监，纳谷不醒，怠倦无力，舌苔黄白厚腻者，非此不可。而湿流大肠，泄利滞下，传送失职者，亦惟此最能升清导浊，鼓舞气机。

### 半夏

【赵注】和胃健脾，除湿化痰。

【正义】半夏亦脾胃家燥湿健运之专药。痰以湿为源，化痰一义，实即从燥湿而来。

### 硫黄

【赵注】大热纯阳，而疏利大肠，治老人虚秘。

【正义】硫黄温燥，而性极滑，能走不能守，又系矿质，沉重下坠，流动有余，故得硫名。寒湿凝化而积滞不通者宜之。专治虚寒之便秘，此燥药之别开生面者。惟土硫黄质不纯洁，气亦恶劣。舶来者佳，经过化学提炼者是也。

【补曰】大肠为胃之下流，脾胃属土，润则为柔和之土，万物孳生；燥则为沙漠之场而不毛矣。然积湿即成泽国，窿下潴秽，徒以藏垢纳污，而肠则承其敝，故大肠不自生湿，皆受脾胃之湿而为病。则治大肠之湿者，只须醒脾健胃而有余。双湖谓是补母，确是治肠之妙蕴。其湿热下注而为泄泻者，则理气健运而分利之，如平胃、四苓、二妙之类皆是（脾胃气虚，湿阻水泄，参苓白术散最佳）其湿寒不化而滑泄者，则温养燠然而固摄之，如理中、砂仁、蔻仁、益智仁之类皆是；

其湿热之滞下，则肠中自有辟积，非疏通开泄，不能为功，则枳、朴、槟榔，破滞即以逐湿；而泄泻滞下之腹痛者，又皆气滞湿阻，则惟疏达气机，而湿自行，如香附、木、藿、佩兰、青、陈、乌药、腹皮之流，又皆开结宣通之妙用，虽为气病而设，亦何一非湿家之神秘；而又有湿热甚炽者，则宜芩、连、栀、柏；湿寒交结者，则宜附、桂、姜、萸，虽当于下文本热本寒条中求之，然亦未始非理湿家必需之品也。

陷

【赵注】清气在下，则生飧泄，胃中清阳之气，陷入下焦，升而举之。如补中益气、升阳除湿之法是也。

【正义】清阳之气，陷入下焦，而大便滑泄，实是中州大气不振，输化无权，责在脾而不在胃，李东垣毕生事业，惟此独得妙蕴。

**升麻**

【赵注】升阳气于至阴，引甘温药上行。

【正义】升麻轻扬，升清之力最迅，然只是偏裨之将，向导之官，非有大军继之，则一鼓作气，却无实力。赵注谓引药上行，是其专职，此东垣益气升阳诸方，所以不可无参、芪、归、术也。

**葛根**

【赵注】轻扬升发，能鼓胃气上行。

【正义】葛根益胃之阴，而鼓舞胃家气化，升腾之性极猛。然胃气以下行为顺，苟非脾阳下陷之证，则激而上行，必有引呕扰动之弊。

【补曰】陷者举之，非升提其气，不能振动清阳，升、葛固是举陷之神品，但气清有余，而实力不逮，非得填补脾土之主将，则坤道不厚，仍不能载，必赖参、术、薯蓣诸物，然后为功。而黄芪得土之正色正味，气清上行，其味较厚，尤为升清之要药，余如香、砂、蔻、藿、陈皮之属，芳香鼓舞，振刷脾阳，流动灵通，而皆含有温养升清之性，收效亦捷，未始非举陷之辅佐材也。

脱

【赵注】下陷不已，至于滑脱，涩以止之，所以收敛正气也。

【正义】大肠滑脱，多虚甚之证，如泄泻不止，及久痢脱肛。但论其标，自当以固涩为急；而论其本，则无一非脾肾之脏病，故培土升清，温纳补肾，尤其当务之急，仅投涩剂无益也。而脱肛一证，亦有湿热胶结，大腑秘塞，努力而脱者，则反是实证，必不可误投涩药，此则临证之时，自当消息求之，非耳食之学，所可率尔操觚也。

**龙骨**

【赵注】涩肠固精。

【正义】龙骨粘舌，涩欲最佳，沉重下行，故为收摄下元之主将。

### 白垩

【赵注】涩肠止利。

【正义】白垩是土之燥而涩者，其性温煦，故能止虚寒滑脱之久泄。

### 诃子

【赵注】收脱止泻，涩肠敛肺。

【正义】诃子是气分之涩药，上之能收摄肺气之涣散，故下亦固涩肠脱。

### 粟壳

【赵注】敛肺涩肠。

【正义】粟壳大收，能并五脏之阴阳气血而结涩之，故熬为阿片，久贻毒害。今且悬为厉禁，然果作药品用之，断推固摄滑脱之神剂。

### 乌梅

【赵注】敛肺涩肠。

### 白矾

【赵注】味涩而收，燥湿止血。

### 赤石脂

【赵注】收湿止血，固大小肠。　寿颐按：湿当作涩。周本作湿，似误。若以收湿言，则外症外治之功用，殊非固肠本义。

**禹余粮**

【赵注】重涩固下。

【正义】石脂余粮，皆土质之粘滞者，性重达下，与白垩同功，以治泄利滑脱，炉底填塞，皆有温和作用。

**石榴皮**

【赵注】涩肠止泄。

【正义】榴皮酸涩，其味最厚，故专入下焦，固摄肠脱。

**【补】益智仁**

【补曰】智仁温而能涩，有升举摄纳之功，故主治下元滑脱。

**【补】秦皮**

【补曰】秦皮，清热中有收涩之性，故治热痢之虚者为宜。而湿热滞下勿用。

**【补】牡蛎**

【补曰】牡蛎有天然粉质，其力极粘，而性又沉重，故涩肠而止虚脱，是其专职。但味酸寒，虚寒之证，必兼用温药辅之。


**本热寒之**

【赵注】大肠属金，恶火。肺火下移于大肠，每多无形之热。故宜寒之。

清热

【赵注】实热则泻，虚热则清。前言其实，此言其虚，省文也。

【正义】热之甚者，非泻不可；热之轻者，清之足矣。此条与前之泻热，其理本通，但前以邪热言，则泻火以去实，自然苦寒荡涤，皆在其中。此以本病言，则清火以养正，但取清泄退热，无俟峻攻。但苟是有热可清，尚非虚证。赵氏虚热一层，殊嫌添设。盖果属虚热，别有滋养补益之法，本条中槐角、黄芩，亦非治虚之药，赵氏所言，失易老本旨。惟本腑热证，有湿热、燥热两层。湿与热并，则清而理之，甚者且须苦燥；热盛而燥，则柔以养之，滑润惟有甘寒，自当分别而观，亦不得混作一气。

秦艽

【赵注】燥湿散风，去肠胃热。

【正义】秦艽为风药中之润剂，能去风燥。其根虬蟠屈曲，入土甚深，故能通行络脉，疏利关节。洁古收入此门，殆以能通肠胃之气，而遂谓之清热剂乎！

槐角

【赵注】苦寒纯阴，凉大肠。

【正义】槐角凉血逐瘀，大肠湿热血痔之专药。

地黄

【赵注】泻火清金，凉血止血。

【正义】地黄纯阴下达，虽非大肠专剂，然鲜者甘寒凉润，本乎地者亲下，固亦足以导二肠之蕴结。

**黄芩**

【赵注】寒胜热，泻肺火。

【正义】黄芩是清泄肺火之专药。其条子坚实者，则下行而清肠热。

【补曰】清泄大肠之热，其类颇多，洁古只录四味，盖是举一反三之意，推而广之，是在后之善学者，兹姑略举数例。其苦寒荡涤，如前条泻实热者，则硝、黄之外，有芦荟、胡连，皆大苦大寒，直达大腑，最是泄热之猛将；次则川连、川柏、龙胆草，苦能燥湿，苦能坚肠，湿热之泄利滑脱，及实热滞下之证，皆不可少；又其次则地榆、柏叶，轻清凉血，湿热蕴于营分而血痢者宜之；白芍、银花、白头翁，皆禀西方燥金清肃之气，能收摄耗散之阴气，又皆热痢之良佐使；余如玄参、紫草，凉润滑肠，清营润燥，亦无一非大肠燥热之清润要药。

**本寒温之**

【赵注】金寒水冷，每多下利清谷，故用温。

温里

【赵注】温里亦所以补虚，前补虚条中未之及，亦省文也。

【正义】大肠寒泄，至令完谷不化，固不可谓其不虚。然温热燥烈诸药，不合滋补同行，终不可谓温即是补。前条专以虚言，自不当兼及温药。洁古本书，各明一义，理极清晰，不意双湖竟以温药作为补虚条中之省文，是合温补二层为一气，几于补则皆温，温即是补，必蹈景岳、养葵之陋习，甚非易老本意。而审证辨药清彻之良法，几乎反为赵氏淆乱，是不可以不正。寿颐按：大肠寒泄，有因于脾土之卑监者，亦有因于肾水之清冷者。盖大肠为府，承脾胃之下流，而肾则开窍于二阴，脾胃阳衰，大肠无不滑泄者，而肾寒亦必泄泻。盖脾肾是病之本，而肠寒但其标，故温养大肠，绝少专主之药，而惟温脾温肾，则大肠自安。下文所举姜、附、肉果，皆温养脾肾之药，即是此旨，虽温养脾肾者，本不止此三物，然凡能温脾温肾，如良姜、荜菝、小茴香、胡芦巴、仙灵脾、巴戟肉之类，固无一不可以温大肠之本寒，此则不待烦言而无不可作如是观者。

### 干姜

【赵注】去脏腑沉寒痼冷。

【正义】干姜大辛大温，虽不专主一脏一腑，然黄中通理，守而不行，实是温养中土之正将，此温脾胃以止大肠之滑泄者。

### 附子

【赵注】大热纯阳，通十二经络，治一切沉寒。

【正义】附子辛热，直达下元，少阴主药，此温肾以治大肠之滑泄者。

**肉果**

【赵注】涩大肠，止冷痢，虚泻。

【正义】肉豆蔻温中摄下，上之则燠然中土之寒湿，而助其健运；下之则固涩下元之滑泄，而鼓舞肾阳，是兼温脾肾，以收涩固脱，治大肠之虚寒者。观洁古录此三物，一主脾，一主肾，一则脾肾二顾，明是举此三物以为例，非谓温里之药，只此三者，其意更彰明皎著，读者不可不知举一反三。

**标热散之**

【赵注】不言标寒者，邪入阳明，已变为热，且手阳明经脉在上，非寒邪所干。

【正义】阳明主肌肉，不主皮毛，则外感寒邪，传入阳明，已郁遏而化热，故阳明无标寒。若温热之病，发自阳明者，亦皆热病，更无在经之寒。赵氏谓手经在上，而寒邪不干，则囿于伤寒传足，温热传手之习俗，大失病理之真。须知自明以前，无此谬说，绝非洁古本意，但古人治阳明之热，诚多误用发散之法，究竟伤寒传入阳明化热，已非当散之证。若杂病中阳明在经邪热，则只有清泄宣化，何可妄投升散，反煽其焰，此宜改作标热清之，方合阳明身分。洁古散之一条，本已可议，而解肌一法，决非阳明稳安之治。

解肌

【赵注】阳明主肌肉，已非在表，不可发汗，第用解肌之法。

【正义】阳明主肌肉，本以足阳明胃而言，脾胃中土，故主肌肉，本与手阳明不同，然同是阳明，气化相等。手阳明在经之证，除经文气盛有余，脉所过者热肿，虚则寒慄二者，别无寒热可言。而经脉篇齿痛口干，目黄颊肿，喉痹诸证，皆属手阳明之经热，即脉所过之部位，而发现之证，却与足阳明胃经之热，无甚大别。可知两阳明气热上蒸，本在一例，亦以经脉所过，两阳明同行颈项入齿。则阳明主肌肉，亦是手足两经，同此一气，此洁古所以立解肌之条。但热在肌肉，治宜清泄，不当清疏发散。仲景解肌二字，为太阳之主治，非可移赠阳明者，则易老此条，岂非大失仲师真旨，而所录升麻、芷、葛，非可以治齿痛诸证，是易老本已一误，而赵氏之随文附和，实为再误矣！

**石膏**

【赵注】体重泻火，气清解肌。

【正义】石膏是阳明经热病主药，必大热大汗，烦渴引饮，方是白虎汤的证；杂病中齿痛龈痛，中消杀谷，亦是白虎的证。

## 白芷

【赵注】散风除湿，通窍表汗，为阳明主药。

【正义】白芷芳香，其气升浮，而燥能醒胃，故为振动胃阳良药，能外行肌表，然非阳明经热诸证所宜。

## 升麻

【赵注】表散风邪，亦入手阳明。

【正义】升麻是引经上升之药，能举脾胃下陷之清阳，则亦行于肌肉，而升阳发汗。然阳明热病，最忌升提，升麻、葛根，用之不当，为祸最捷。

## 葛根

【赵注】开腠发汗，解肌退热。

【正义】葛根专入胃家，升提气分，中州清阳不振，脾胃疲弱者，最有奇功。而外感发热，苟非阳明为寒邪缚束，宜于发散者，慎不可妄用。寿颐又按：手阳明在经热证，无非经脉篇所谓齿痛口干，颊肿喉痹诸条。须知凡此诸证，皆是经络气盛有余，所过之部，为热为肿，诚是肌肉为病，而治法皆宜清理，最忌升提。洁古此条所谓标热散之，而利用解肌者，实非手阳明络热应有之法。且白芷、升麻、葛根三味，亦非足阳明有热所宜，如以治本经齿痛颊肿等症，甚且无殊毒药，此其貌相似而实相反，亦是古今用药不同，古人之疏，今人之密，学者慎勿以洁古此条解肌之例，轻率援用，而贻大害。

# 胃

胃属土，主容受，为水谷之海。

【正义】胃受水谷，实是消化之主宰。中医旧说，但谓胃主盛受，而以消化之职，属之脾运。然胃中之液，确有消化大力，脾特以助其运行耳。仅言容受，则举其体而遗其用，实非生理之真相。

## 本病

【赵注】此言胃腑之病。

噎膈反胃

【赵注】有火则噎膈，无火则反胃。

【正义】噎膈乃胃液干枯，甚则痰血凝结，故不能食；反胃是脾胃虚冷，不能熟腐水谷，故食入反出，朝食暮吐，水谷不变。

中满肿胀

【正义】胃失消化之力，食入停滞，不能运行，则为中满，为膜胀；水气横溢，不循轨道，则渗入肌肉，为水肿。经脉篇谓：是动则病贲响腹胀，大腹水肿。又曰：胃中寒则胀满，是也。

呕吐

【赵注】声物俱出，胃寒、热皆然。

【正义】呕吐皆胃病，有寒热之异。胃热气逆，则食入即吐，不得停留，所谓食不得入，是有火也；胃寒气冷，则食入不化，良久乃吐，所谓食入反出，是无火也。

泻利

【赵注】湿热下行于肠。

【正义】此以泄泻、滞下两证，合而言之，固皆脾胃之运行失职。然滞下固多属湿热郁结，而泻为滑泄，有热陷而水谷下注者；亦有脾胃无权，或中气虚寒，不任消化，而直下洞泄，完谷不变者，皆当分别而观。何得以"湿热不行"四字，作概括语耶？

霍乱腹痛

【赵注】脾胃俱病。

【正义】霍乱乃中气淆乱为病，故腹为之痛，亦皆脾胃气化，失其循行之故道，而陡然缭乱也。

消中善饥

【正义】中消证纳谷倍常，甚者能兼三五人之馔，皆胃之燥热太过，故消谷逾恒，而反肌肉清瘦。经脉篇所谓"有余于胃，则消谷善饥"是也。

不消食

【赵注】脾不为胃用。

【正义】胃有脂液，本为消化食物之主体。其不能消食者，胃之脂液，失其功用也，故食不能化，确是胃腑本病。赵氏必谓脾不为用，则似胃之本体，全无消化作用者，殊失生理学之真。

伤饮食

【赵注】胃病累脾。

【正义】胃本能化饮食，然贮之太过，则胃之力量有限，而不胜其任，是胃受病矣。赵氏乃谓胃病累脾，是视胃腑为绝无消化能力者，此是中医旧说之一弊。

胃管当心痛，支两胁

【赵注】木克土，兼少阳病也。

【正义】胃脘结痛，有中州阳气，不司布濩者；有肝胆横逆，来相克贼者。支，读为榰，柱榰撑之榰。两胁榰撑，胀满痞硬，皆肝胆之气肆扰也。

【补】溺色黄

【补曰】经脉篇谓：有余于胃，则消谷善饥，溺色黄。盖胃中水饮，下入膀胱，本由胃肠之外，油膜之质，吸收入肾，乃由肾中输尿管以行于膀胱，故胃气热，则尿色黄赤；而肾气不化，则尿亦不行，为肿为满。此小溲循行，固胃为之源，肾为之转输，而膀胱特其汇聚之府，以司输泄之职耳。六朝以降，言医学者辄谓膀胱上接小肠，以通尿道，遂致膀胱有无上口，聚讼不休。而不知输尿管乃由肾脏而来，此西学剖解所得，最为可信，是谈中医者从古未闻之创论。惟《内经》"肾为胃关，关门不利则聚水"一条，实可与新学家互为印证。则吾国最古之时，亦何尝不知此中肯綮，特自汉以下，无能言者，此则上古之医学不可及，而二千年来，皆在暗中摸索，宜乎一盲群盲，授人口实，殊可叹也！

### 标病

【正义】此言足阳明经络之病。

发热蒸蒸

【正义】《伤寒论》于太阳病则曰："翕翕发热"，于阳明病则曰"蒸蒸发热"。翕翕者，翕合于表；蒸蒸者，蒸发于里。此太阳阳明发热同而热势不同。仲景笔下，如是精细！盖阳明主肌肉，其热自肌肉之分，蒸动而达于表，与太阳之热，仅在皮毛者，不可同日而语也。

身前热，身后寒

【正义】经脉篇言阳明为病，气盛则身以前皆热，气不足则身以前寒慄。《甲乙经》《脉经》《灵枢》诸本，皆无异文，诚以阳明经所过之部，自缺盆直下，行于气户、库房、屋翳、膺窗、乳中、乳根诸穴，而直下侠齐（今作脐），入气街中，皆在身以前，故气盛为热，不足为寒，其义极是明了，何以洁古忽有身后寒之一说。虽《伤寒论》白虎汤主治有"背微恶寒"一条，究竟白虎一方，皆为大热大渴大汗而设，背寒非其所重之证，且明言曰"微"，必不甚寒，虽有微寒兼证，而其人之大热渴汗，白虎证悉具，自当迳与白虎。仲景特设此条，盖惟恐人之见其微恶寒，而不能注重于其他吃重见证，正以教人辨证之要，而洁古此条反以"身后寒"三字，揭出为阳明在经之标病，岂非未悟仲景之旨。

发狂谵语

【赵注】必兼登高弃衣诸证，身热，四肢实，故属标病。

【正义】阳明热盛，则四肢实而有力，故有狂谵诸证。经脉篇所谓"甚则欲上高而歌，弃衣而走"。又谓"主狂瘛"是也。

【考证】狂瘛，今本《灵枢》作"狂疟"，是讹字，兹从《甲乙经》。

咽痹

【赵注】咽，胃系也。

【正义】咽是食管，为胃系。喉是气管，为肺系。义自各别，然古书亦义混称曰喉，以言喉亦可以概括咽，独用通用，古书多有此例。经脉篇作喉痹，亦非误字，本经之支，固曰从大迎下人迎，循喉咙，入缺盆也。

上齿痛

【赵注】脉入齿。

【正义】齿痛固是阳明经病，以本经之脉入齿，还出侠口环唇，下交于承浆故也。惟经脉篇以阳明为病，无齿痛一症，盖洁古所补出。考《甲乙经·脉篇》曰：

胃足阳明之脉，起于鼻、交频中，旁约太阳之脉，下循鼻外，上入齿中。盖本经之穴，自承泣、四白、巨髎、地仓，以至大迎、颊车，其部位已在齿之下，故曰上入齿中。今本《灵枢》作入上齿中，乃是传写之误。洁古盖即据误本《灵枢》，故曰上齿痛。须知齿痛皆阳明经病，不以上齿、下齿而有异。赵双湖以脉入齿三字混言之，亦明知阳明齿痛，不专属于上齿也。

口眼㖞斜

【赵注】脉侠口，且过睛明穴也。

【正义】足阳明脉侠口环唇，故口㖞为阳明病。经脉篇亦有口㖞唇紧一症。（紧，今《灵枢》作"胗"，兹以《甲乙经》《脉经》《千金》皆作"紧"。）惟经脉篇无"眼斜"一证。且本经之脉，亦不过睛明穴。赵注似误，然经脉篇确言旁约太阳之脉，则即膀胱足太阳经所起之目内眦睛明穴，以胃足阳明之脉，起于目下七分之承泣，固与内眦之睛明极近也。

鼻痛、鼽衄、赤瘖

【赵注】脉起交频。

【正义】足阳明之脉，起于鼻，交频中。（今《灵枢》鼻下交上衍一"之"字，遂不可解。赵注"脉起交频"四字，亦不成句。《灵枢》误人耶？抑赵氏不参考《甲乙经》《脉经》而自误耶）经脉篇有鼽衄一证，其鼻痛赤瘖二证，则经脉篇无之，此洁古所补，盖肺胃同病。

【补】颜黑

【补曰】经脉篇有此证。脉循鼻外，络颐颔下廉，循颊车，上耳前，本经所过，皆在颐颊。故本经热盛，则颜为之黑。

【考证】络颐颊，《灵枢》作"循颐后"。兹从仿宋本王注《素问》。知今本《灵枢》，在王启玄之后，又有误字矣。

【补】骭厥

【补曰】经脉篇有此证。脉循胫外廉也。

【补】汗出

【补曰】经脉篇有此证。仲景所谓阳明病多汗也。

【补】颈肿

【补曰】经脉篇有此证。脉从大迎前，下人迎，循喉咙也。

【补】唇紧

【补曰】经脉篇有此证。脉侠口环唇，故唇病皆本经病，如唇肿、唇茧之类皆是。

【补】膝膑肿痛。循乳膺、气街、股、伏兔、骭外廉、足跗上皆痛。中指不用。

【补曰】经脉篇有此诸证，皆本经所过之部。中指，足中指也。

## 胃实泻之

【赵注】胃主容受，然太实则中焦阻塞，上下不通，故用泻。下分二法。

【正义】腑以通为天职，实则窒而不通，自当治以泻实之法。然胃之所以实者，痰饮食积，湿阻气结，皆是病源，此宜分别治之。温和所以化饮，疏通所以消食，芳香振动，即以燥湿，开泄窒滞，即以行气。其所以实者，本自不同，则泻胃之实，固不仅洁古所举之湿热、饮食二者，惟气滞窒塞一层，宜于芳香宣化，即是治湿、治食条中应有之义，不必另立一纲。而停痰留饮之证，虽亦由湿阻而来，然开痰涤饮，用药自别。兹为补痰饮一证于后。

湿热

【赵注】热则湿者化而为燥，故用下法。

【正义】胃本喜湿而恶燥，然湿盛则滞而不行，纳谷必减，是宜芳香醒胃，以助其运行，说不到荡涤攻逐之法。即至蕴湿化热，亦惟有宣通清理，展布气机，而湿热自化，尚不在承气急下之例。洁古此条，以湿热题名，而药用硝、黄，颇觉药重病轻，铢两不称。而赵氏且谓热则湿者化燥，故用下法，仅知为易老斡旋，试问如此一转，则本条主治，究竟是为湿热设法，抑为燥热设法，未免两不可通，且即以燥热言之，犹有润燥清热二层理法，亦非硝、黄猛攻之病，所谓楚则失矣，而齐亦未为得者也。

**大黄**

【赵注】荡涤肠胃，下燥结，去瘀热。

**芒硝**

【赵注】润燥软坚，荡涤肠胃。

【正义】硝、黄本以荡涤肠中燥结之实，非泻胃家湿热之药。《伤寒论》"胃中有燥矢五六枚"句之"胃"字，必是浅者传写之误。只知阳明属胃。而迳以燥矢认作胃中应有之物，则此人之胃竟成粪桶，岂不令人笑倒，须知食物在胃，尚未下行之时，必无燥结成矢之理，惟下入肠中，然后为矢。因热而结，然后为燥，本论之阳明证，何尝不合足阳明胃，手阳明大肠言之。易老前以硝、黄列入大肠泻热条中，本是正法，而于此又作胃家之药，得毋误会？若仅以胃有湿热言之，则木香、藿香、蔻仁、缩砂之类，快胃醒脾，皆是湿门正将。而湿盛蕴热者，又有芩、连之属，苦能燥湿，寒以清热，方与"湿热"二字，针锋相对，必至燥热实结，胃肠俱闭，窒塞不通，然后始有急下之治，此病机传变之次序，必不可先后紊乱者。

**饮食**

【赵注】重者用下，轻者用消。

**巴豆**

【赵注】去脏腑沉寒，下冷积。

【正义】巴霜去冷积，其力极猛，非寒实结塞，不能轻用，寻常食积，自有消化泄导诸物，似不必遽议及此。赵氏谓去脏腑沉寒之冷积，是也。

**神曲**

【赵注】化水谷，消积滞。

【正义】六神曲助脾胃健运，消化谷食，威而不猛，与谷芽、麦芽同功。

**山楂肉**

【赵注】消食磨积，化油腻之滞。

【正义】山楂专化肉食之积。

**阿魏**

【赵注】消肉积。

【正义】阿魏古称能消肉食坚积，是丸药中物，非可以入煎剂。然真者极少，其气并不恶劣。今市肆中物，不知如何制成，恶臭伤胃，嗅之欲呕，何能下咽，必不可用。

**硇砂**

【赵注】消食破瘀，治肉积。

【正义】硇砂本是卤质，凝结而成，古书已言人人殊，不知实在功用，究竟奚若。市上纯是膺鼎，价贵而且无用，治疡犹不敢取，况内服乎？

**郁金**

【赵注】下气破血。

【正义】郁金乃顺气行滞，开泄胸脘之妙品，古虽称其破血逐瘀，然性质和平，无耗伤气血之虑。

三棱

【赵注】破血消积。

【正义】荆三棱，蓬莪术，皆逐水破瘀之药。古称消积，乃为寒水瘀血之痞积言之，非能治饮食之积。

轻粉

【赵注】劫痰涎，消积滞。

【正义】轻粉亦治寒痰之药，有汞毒，非食积所宜。

【补正】胃家实积，有因于气机不利者，有因于脾弱不运者。气滞必振动而鼓舞之，然后可助消化。则如香、砂、乌药、枳实、青皮之属，皆能疏通窒滞，布蒦清阳。脾弱必温养而吹嘘之，然后可运机缄，则如二术、鸡金、麦芽、谷芽，亦以扶助脾元，赞襄化育；又有诸虫蠕动，无不消积导滞，借以去菀陈莝，其行迅速，亦颇有功，固不必专以荡涤快利为能事也。

【补】痰饮

【补曰】痰饮停聚，多在肺脏。虽非胃腑主病，然其源皆由胃气之布蒦无权，津液不行，遇寒则澄澈为饮，遇热则煎熬为痰。每令人纳食不醒，胸脘闭室，药如二陈、杏、贝通套诸味，无人不知，然轻之则如瓜蒌、薤白、枳实、竹茹；重之则如礞石、南星、葶苈、遂、戟，随宜择用，临证时自有权衡。而舌腻胃呆者，尤非菖蒲、远志、茅术、桔梗等，宣通阳分，展布气机，即不能疏涤腻涎，而恢复胃家输化之职。其他如芥子、苏子、菔子等，辛以散之，清以行之，虽曰皆为治痰而设，又无一非开通胃实之有力者矣。

## 胃虚补之

【赵注】土喜冲和，或热或寒，皆伤正气，耗津液。故用补。下分二法。

【正义】胃腑虚证，须审阴阳分治。阳是清气，气不振则敷布无权。阴即津液，液不旺则输化无力，皆令人对食不甘，索索然杳无兴会，即使勉强纳谷，而噎塞呕吐，饱嗳膜胀，诸恙随之，其为病约略相似，然病源证状，实有不同。胃阳虚者，必舌色淡白，晦滞无华，不论有苔无苔，其尖边皆淡而不红，甚则灰黯，且亦润而不燥，是土薄而乏阳和，譬如雪窖冰天，即失坤厚载物之职；胃阴虚者，必舌质瘦小，索然不泽，不问殷红淡紫，其中心皆洁净无苔，甚则如镜，且必干而少津，是土燥而乏膏泽，等于不毛沙漠，安有孳生化育之功。此必徵之于舌者，诚以舌之有苔，本属胃气所萌蘖，故浊腻粘厚，皆为胃家停痰蕴湿之征。且苔必有根，刮拭不去，茸茸满布。而阳虚者，即有苔而亦不能厚，若舌之本质，即是胃阴之征兆，故芒刺光滑，皆为胃家燥热津枯之应，而裂纹斑剥，刺痛血痕，种种变端，又阴虚

者液汁将竭之先机。人皆谓辨舌为百病之根据，实即以
审察胃家之气化津液，而已无余蕴。且胃实者舌之本
体，亦胖大而肥厚。胃虚者，亦瘦嫩而形薄，此又近贤
新发明之经验，而明以前所未闻者。易老于胃虚条中，
分析湿热、寒湿二者，以湿为主，而判其寒热，似仅为
胃阳言之，而阴液之存亡，缺焉未备，须知胃中液汁，
实为消化食料之主动。胃液既弱，则纳谷锐减，脏腑血
脉，肢体百骸，胥失依倚，诸虚接踵，无不由此，是乃
病理学之一大关键，决不能听其竟付阙如，兹补胃阴一
则于后。

湿热

【赵注】气虚湿胜，湿胜热生。去湿即所以去热，
而正气自生。

【正义】胃有湿热，是为邪实，湿宜理而热宜清，
治湿治热，不可谓补虚也。洁古本意盖以胃气之不振者
言，故录二术、二陈数味，似不如以胃阳标目，而分其
微甚。凡阳虚之未甚者，则二术、二陈，振动而敷布其
气化；若阳虚之甚，则非温补不为功。湿热二字，断不
能列入虚证条中。赵以气虚湿胜，湿胜生热，展转迂
曲，以属之虚证，终是未妥，乃为洁古立言不正所累。

**苍术**

【赵注】燥脾胃，去湿滞。

【正义】脾胃清阳无权，则湿滞不行，倦怠无力，

纳食不甘。苍术气味浓烈，醒脾健胃，振动阳和，虽曰燥湿是其专司，实是敷布气化，无上敏捷，芬芳宣窍，顿令耳目清明，神情爽健。

### 白术

【赵注】燥湿和中。

【正义】白术多脂，能滋胃液。虽曰补脾胃通用之药，而气极芳香，实是振动清阳之神品。

### 半夏

【赵注】除湿化痰。

【正义】此是除痰燥湿之主，于补虚二字，未免不当。

### 茯苓

【赵注】渗湿行水。

【正义】茯苓淡而利水，是湿家良剂。而本条以胃虚为纲，则此物非题中应有之义。

### 橘皮

【赵注】导滞消痰。

【正义】陈皮以气胜，亦振作阳和者也。

### 生姜

【赵注】调中畅胃，开痰下食。

【正义】生姜辛温，而不甚燥烈，醒胃固是专长。洁古录此，岂非为胃阳无权者立法。然本条以湿热二字立纲，则用以除湿，已觉不切，若治湿热，宁不矛盾。

此寿颐所以谓标题之未甚妥洽者也。

【补曰】本条以湿热命名，则积湿蕴热，皆属实证。上条胃实泻之，已有成例，此固以胃气之弱，不能展化者言之，故谓之虚，则土薄不能胜湿，二术、二陈、茯苓、生姜，皆是胜湿健运，作育胃气之良材。此外如木香、藿香、兰叶、砂、蔻等物，芳香振动，亦是助其气化，皆为胃虚湿阻必需之品。而阳明气滞，郁不能舒，下陷不振者，则升麻、葛根，又是胃家鼓舞提神之正将矣。

### 寒湿

【赵注】脾之阳气不足，则胃之津液不行。补阳乃以健脾，亦以燥胃，故寒去而湿除，乃能上输津液，灌溉周身。

【正义】土不温煦，则草木不生。胃果虚寒，势必水湿泛溢，浩浩乎怀山襄陵，漫无宁宇矣。大温大燥，正是互相为用，此则为胃阳汩没者言之也。

### 干姜

【赵注】逐寒邪，燥脾湿，除胃冷。

【正义】干姜为温养中土之正将，气味俱厚，宅中以燠煦四旁，与生姜之轻而散者不同。寒不甚则炮姜为宜；大寒者，炒焦无用。

### 附子

【赵注】补真阳，逐寒湿。

【正义】附子、天雄、乌头，为镇水胜寒之第一猛将，脾肾虚寒，水邪横溢，非此莫制，明附片淡而最和，寒不甚者宜之；大寒大水，则必用黑附块。

**草果**

【赵注】健脾暖胃，燥湿祛寒。

【正义】草豆蔻温燥，是中土寒湿之主药。

**官桂**

【赵注】补命门火，益肝扶脾。

【正义】肉桂乃温脾胃，助元阳之上剂，但品格高下，万有不齐，无论黄水清水。（俗以一味煎汤，色黄者为黄水桂，色清者为清水桂。清者为贵，黄者为贱）甘胜于辛而芬芳气溢者为佳，其下者辣味戟舌，反以引动燥火上升，不能温养元气。

**丁香**

【赵注】温胃补肾。

【正义】丁香乃花蕊，故轻而上行，是暖胃之专品。

**肉果**

【赵注】理脾暖胃，逐冷祛痰。

【正义】肉豆蔻温而涩，主脾胃寒痰，亦涩大肠滑脱。

**人参**

【赵注】补阳气，助脾土。

【正义】参补五脏真阴，本非阳分之药，但高丽产者，含东方春生之气，自有阳和作用，而温燥剂中，惟恐劫夺真阴，则必以人参大力，滋养阴液者，相助者理，此古人所以有参附之制。乃自明以来，竟谓为补阳上将，岂非大误，然近贤亦早已明辨之矣。

**黄芪**

【赵注】补中益气，壮脾强胃。

【正义】芪非温药，但黄中通理，得土之正，故作育元气，滋养脾胃，是其专职。

【补曰】脾胃虚寒，则成卑下之湿土，何以为万物之母？温中培土，则寒湿俱化。脾胃二家之温药，实不能显分畛域者也。惟温燥中土之品，虽不止上列数味，然如良姜、吴萸、川椒、胡椒、细辛、荜拨等，辛辣快胃之类，实与姜、桂殊途同归，难分轩轾，又茴香、甘松等之以气胜者，亦无一非温养流动，而能助消化者也。

【补】胃阴

【补曰】胃阴之虚，亦有两层，有火盛燔灼，伤其津液者；有土薄力弱，不能生化者。火盛伤液，则宜寒凉润泽之品，如鲜地、鲜斛、沙参、玄参、知母、石膏之属，为清胃之重剂则寒能退热，以水胜火也；如二冬、茅根、蔗浆、梨汁之属，为养胃之上品，则甘能生液，以润胜燥也；如地黄、阿胶之属，则滋润厚腻之药，此皆为邪热烁津者言之，故虽宜寒凉，而选用滋润多脂之物。独不宜于芩、连、知、柏等之苦寒，以苦者必燥，且苦能泄降，更以伤津也。若土薄津少，则宜甘平柔润之药，如金斛、霍斛、蒌根、山药之属，则冲和润泽，不倚不偏，最为清滋胃阴之上品；或则微酸以欽肝，如白芍、木瓜、五味之类，则抑制其胜我者，而胃津自充；或又宁心以生液，如枣仁、淮麦、益智之属，则补养其生我者，而胃阴自复，此又为生化无权者立法。故虽宜柔润，而但取和平滋养之物，并不宜于麦、知、蕤、地等之甘寒，以寒者必伐生机，且过于粘腻，反碍发育也。而参、芪等之补中生津，温和而不刚烈，滋润而不寒凉，又为胃阴薄弱，生气不充之主药。所以和调中土，润及四旁，自然生意盎然，洋溢中外，而后天生生之本，周流无已。凡治胃阴之不足者，能审察轻重而明辨笃行之，亦可深得此中三昧而无余蕴矣。按下文补脾条中，洁古以气血为两扇，颇能挈其纲领，而补胃条中，则以湿热寒湿为两扇，似未能撮举大要，是宜仿其补脾之法，以胃阴胃阳，劈分两扇，其上文之湿热寒湿，并改作胃阳一条；而以此类各物，列为胃阴一条，似较原文少为稳惬。

## 本热寒之

【赵注】不言本寒者，治寒湿之法，已见上条也。

【正义】胃府本热，有实热、虚热二者。实热宜泻，芩、连苦寒，方可以制其锐气；虚热宜清，则石斛之类，滋液润燥。上条所补胃阴一则，条分缕析，已详言之。观洁古本文，选药四味，以石膏为清胃之首领，黄连为苦燥之巨擘，地黄甘寒，作滋养之模范，犀角神灵，作解毒之仪型。寒固同，而所以寒之者，功用各有攸当，是亦示之准则，欲学者之触类旁通耳，非谓清胃之物，只此三者也。

降火

【赵注】土生于火，火太过则土焦。降心火，乃以清胃热。

【正义】胃为消化食物之主宰，无火则何以腐熟水谷。惟火太炽，则反耗其液，是不可以不投清泄，此为胃腑本身言之，固不必泛引生火之土，牵入心脏，反多纠葛。赵氏曲说，殊可不必，是以下文犀角、黄连而强为比附，亦思石膏、地黄，何尝是心家独主之药乎！

石膏

【赵注】足阳明经大寒之药。

【正义】石膏气味轻清，寒而不腻，是胃家蕴热之专剂，举此为例，则寒水石、玄精石、知母、玄参之属，皆其选也。

地黄

【赵注】苦寒入心，泻丙火。

【正义】地黄润泽多脂，专养阴液，虽非胃家专主，而膏泽有余，断推滋补胃阴之重剂。以此为例，则石斛、参、麦之类，皆其选也。

### 犀角

【赵注】泻心火，清胃热。

【正义】犀角为清火上将，能解大热大毒，举此为例，则清心泄热之品，如牛黄、脑子之属，皆其选也。（冰片一名龙脑香，古书亦称脑子。文信国为元人所执，吞脑子不死，说者谓脑子大寒，多食杀人，即此。）

### 黄连

【赵注】泻心火，厚肠胃。

【正义】黄连大苦大寒，是燥湿清热之正将，必湿热之实火为宜，而燥火烁津，胃液已耗者，是为禁品，举此为例，则胡连、黄芩、龙胆、芦荟之流，皆其选也。

### 标热散之

【赵注】邪入阳明，则病在肌肉，寒变为热，故不言标寒。

【正义】阳明之热，其证甚少，仲景葛根芩连，及白虎二方，是其专主，证皆宜清，并不以疏泄为解热之法。观仲景本论，热在阳明证治，已是千古不祧，大经大法。易老解肌一条，实背仲师正旨。赵氏更以邪入阳明，寒变为热作注，是为伤寒之邪，从太阳传经者言。若以阳明本经论之，热病最多，讵可概以为寒邪所变耶！

解肌

【赵注】阳明主肌肉，外邪传入阳明，已不在表，故用解肌，不用发表。

【正义】阳明诚主肌肉，然本经热证，止宜清泄，不宜疏解。若必发之，则热愈炽，而变无穷。仲景解肌二字，为桂枝汤言之，不知易老何以误会。

**升麻**

【赵注】解散风寒，为足阳明经药。

【正义】升麻是升提胃气之主药，必脾胃清气下陷者，乃宜用之。若曰阳明经热，则清之降之，犹虞不及，安有升提热病之理。洁古录入热症条中，终是智者之失。赵氏亦以解散风寒为注，则易老以解标热之误，双湖亦已隐隐有悟矣。

**葛根**

【赵注】入阳明，开腠发汗。

【正义】葛根亦升举胃阳之猛将，固能开腠理而发汗，然须知为表寒未解之药，非谓阳明发热者，亦当以汗解也。果是热症，而更与升发，其害必剧，此是古人之未尽细密处，不能为洁古讳也。

**豆豉**

【赵注】发汗解肌，调中下气。

【正义】豆豉以大豆煮熟蕴酿而成，质已空鬆，故能宣泄中州之郁窒，为中满胸闷之良品，亦能发散遏闭之外邪，是阳明经府和中解外之专药。今江浙药肆中之豆豉，则更以麻黄汤浸渍为之，尤为发汗之专药，则必有恶寒未罢，法应解表者，始可投之，确能发汗解寒。用之不当，为变尤捷。相传吴中老医马元仪，凡治当表之病，药用麻黄，病家畏之，往往不服，乃以麻黄泡汤，自制于豆豉之中，每遇应用麻黄之症，即以豆豉与之，使病家不船，暗服麻黄，藉以取效，而市肆中遂承用其法，此说究不知确否？然今求豆豉于市，确乎皆含麻黄在内，则尤为热病大害。亦学者所不可不知，特未知江浙以外，有此习俗否耳！

# 脾

脾藏志，属土，为万物之母，主管卫，主味，主肌肉，主四肢。

【正义】脾位居中，又能助胃消化食物，以生津液，灌溉百骸，故以五行，合德于土，而为生化万物之母。营卫者，本于饮食津液，化血行气，故营卫为脾之所主，且脾以运行气化为职，中洲阳气，亦脾之所布蘡者也。

### 本病

【正义】此皆脾脏之病。

诸湿肿胀，痞满噫气。

【赵注】即经中腹胀，得后与气则快，不能卧，食不下诸症。

【正义】脾主大气之运行，故喜燥而恶湿，燥则气机快利，湿则迟滞留着，而气不布薆矣。湿之甚者，则水积不行，而为窊下潴秽之泽国，痞满肿胀，诸恙以渐而来。至真要大论所谓"诸湿肿满，皆属于脾。"经脉篇所谓："腹胀善噫，得后与气，则快然而衰"是也。

【考证】快然而衰，今《灵枢》作"快然如衰"，兹从《甲乙经》。寿颐按："如"读为"而"，古多通用。《脉经》一作"快然而食。"赵注所引经脉篇"不能卧，"虽本《灵枢》，然《甲乙经》则作"不能食"，《脉经》则作"好卧不能食"。盖脾为湿困，阳气无权，恒令人气息奄奄，嗜卧懒食。必无反不能卧之事。《甲乙经》《脉经》是也，此《灵枢》之误。

大小便闭

【赵注】即水闭。

【正义】经脉篇有"溏瘕泄水闭"五字，盖谓大便则或溏，或为瘕泄，（瘕泄，即飧泄，洞泄，完谷不化）小水则闭而不通。以脾受湿浸淫，则清阳之气，汩没不行，所以水谷不分，尽从谷道而泄，则小水反不通行，无大便反为闭塞之理。洁古此条，"大"字盖衍。赵氏混合言之，非《经》旨也。寿颐按：脾约之证，大便难，是大便之闭，确为脾病，惟仲景于脾约一条，明言小便数，大便难，正以溲数耗津，而后大便乃结，是燥病也。可知"大小便闭"四字，必不可联为一气，而统以为脾家受湿之病。

黄疸

【正义】脾湿不行，郁而化热，则发黄为疸，是为阳黄；亦有清阳下陷，奄奄无力，而兼以萎黄者，则为虚黄。农家服田力穑，劳动忍饿，冷食以损中土阳气者，最多此病，非温补中土，升举清阳，兼泄积湿，不能捷效，则与湿热之黄，但须清导利水者，证治大异，是皆脾胃同病。又有脾肾虚寒之阴黄，及黑疸、女劳疸，则皆脾肾同病也。

痰饮

【赵注】脾不为胃行津液。

【正义】经脉篇无此一症，盖洁古所补出。按停痰聚饮，其标虽在于肺，其本实源于脾，健运失司，以致饮食不化津液，而留滞成饮，煎灼为痰，洁古补此一症，诚是，即所谓脾为生痰之源是也。盖脾主健运，果能周流不息，乾运无疆，则水精四布，何至凝痰积饮？惟大气失于斡旋，则胃中水谷，不得及时消化，常留腐败积壅，熏蒸于肺。因而遇热则灼烁成痰，遇寒则凝聚为饮，此古人所谓脾为生痰之源，肺为贮痰之器，诚是万劫不磨之确论。惟柯韵伯翻陈出新，欲改作肾为生痰之源，胃为聚痰之器，则空凭理想，自恃聪明。须知胃主容受，旋受而旋即下行，不能贮积痰垢，人苟于咯痰之时，自知留意，即可识其纯从肺管咯出，与咽津之食管，显然异路，且甚有咯至喉间，而即从食管咽下者，更可征其一出一入，各有一道，此肺贮痰涎之确证也。

　　吐泻霍乱

　　【赵注】脾胃同病。

　　【正义】经脉篇亦无此证。然确是中州大气不行，斡旋失职，以致忽然缭乱，大吐大泻。此亦洁古所补者。

　　心腹痛

　　【正义】经脉篇有胃脘痛，心下急痛二条，皆是脾气郁窒为病，甚则肝胆横逆，乘势来凌，亦脾土自馁，而后得侮所不胜也。

　　饮食不化

　　【赵注】脾不健运。

　　【正义】饮食不化，虽由胃液之薄，消化无力，为胃之自病。然脾气失运，固亦与于其责。经脉篇所谓"不能食，食不下"者是也。

　　【补】好卧

【补曰】《灵枢·经脉篇》误作不能卧。兹从《脉经》补此一证。盖湿困脾阳，大气不振者，必有倦怠嗜卧一证，然此是本脏不足所致。洁古列于标病中，非是。

【补】身体皆重

【补曰】经脉篇有此一证。体重亦脾脏受湿所致。惟健运失司，故索索无气，而全体为之笨重不灵。经脉篇又有"体不能动摇"一句，亦即此证，洁古列于标病中，亦非。

【补】食则呕

【补曰】经脉篇有此一证。盖呕吐虽皆胃病，然脾之运行无权，固亦不能不分任其责。

【补】寒疟

【补曰】《灵枢·经脉篇》虽无此证，然《甲乙经》《脉经》皆有之，是当补也。脾阳无权，乃有此证。凡疟疾之属于虚馁者，固皆脾病，古今治虚疟方药，无不以健脾为先务，是其明征。东垣之补中益气汤，能愈虚疟，即其例也。

【补】溏瘕泄

【补曰】经脉篇有此一证。盖大便溏泄，无非脾土失职，清阳不司敷布耳。


**标病**

【正义】此言足太阴经脉为病。

身体肤肿

【正义】经脉篇无此一证。寿颐按：此是脾脏本病，不可属之经络。

重困嗜卧

【正义】经脉篇有身体皆重，体不能动摇一证，《脉经》有好卧一症，皆脾为湿困所致。是本病，不是标病。

四肢不举

【赵注】脾主四肢。

【正义】经脉篇无此一症，然即上条之身体皆重，体不能动摇耳。复迭可删。

舌本强痛

【正义】足太阴脉，连舌本，散舌下。

足大指不用

【正义】脾足太阴脉，起于大指之端。

九窍不通

【赵注】脾为万物之母，主营卫，脾病则诸脏俱病。九窍在外，故为标。

【正义】经脉篇无此一症。寿颐按："九窍不通"四字，虽亦经文，然言之过甚，难言病理之真。赵注附会，太嫌泛滥，何可信耶！

诸痉项强

【赵注】脉行人迎，挟喉。

【正义】经脉篇亦无此症，洁古录此，盖本于至真要大论："诸痉项强，皆属于湿。"故以为脾经之病。

【补】膝股内痛厥

【补曰】经脉篇有此一条。今本《灵枢》"痛"作"肿"。按《甲乙经》则作"肿痛"。兹从《脉经》。足太阴脉，行于膝股内前廉也。

## 土实泻之

【赵注】脾胃俱为仓廪之官，而脾主运化。脾气太实，则中央枢轴不灵，故用泻。下分三法。

【正义】五脏者，藏精气而不泻，只虞不足，安得有余？故五脏为病，多虚症而少实症。凡所谓实，皆其气机之窒滞者耳，而脾又以运行气化为专职，运行不健，则气化不宣。赵氏所谓"枢轴不灵"者是矣。此当斡旋机轴，敷布阳和，以复天行乾健之常，与"泻"字本义，颇有区别。此洁古分列泻脾三法之所以未能允当也。

泻子

【赵注】金为土之子，土满则肺气壅遏，泻肺气所以消满。

【正义】脾气窒塞，每令肺气不行。开泄肺闭，则中满亦舒，母病及子，颇似持之有故，然不过一气之感召耳。惟开通肺气，不专以消耗破泄为能事，如桑叶、兜铃、杏、贝等，清肃肺金，亦可宣通脾气之郁结也。

### 诃子

【赵注】泄气消痰，开胃调中。

【正义】诃子所以收摄肺家耗散之阴气，实非泻肺之药。

### 防风

【赵注】泻肺，散头目滞气。

【正义】防风乃泄风主药。赵氏所谓泻肺者，乃泄散肺家之风寒也。

### 桑皮

【赵注】泻肺行水，下气消痰。

【正义】桑白皮清肺热，降肺气，利水消肿。（详前肺实泻之条）

### 葶苈

【赵注】下气行水，大能泻肺。

【正义】葶苈子泻肺实，降气逆，定痰喘，消实热之痞满。

### 吐

【赵注】《经》曰：在上者因而越之。痰血食积，壅塞上焦，涌而去之，其势最便，故用吐法。胃实不言吐者，胃主容受，脾主消化，积虽在胃，而病生于脾也。

【正义】吐法惟痰壅于肺，食壅于胃者宜之，以其在上，因而越之，路径简捷，奏功甚易，比之消导下行，屈曲辽远，较为便利耳。乃洁古欲以此法治脾气之实，虽曰脾胃相磨，本是同类，然倾倒其受盛之器，而不助其运化之源，何能有效？赵氏反谓病生于脾，故胃实不言吐，虽可为洁古解嘲，终非病理医理之正旨，要之吐、下二法，所以荡涤肠胃之实，非可以理脾。洁古反列于此，殊是误会。

**豆豉**

【赵注】能升能散，得盐则吐。

【正义】豆豉质松，固能升散，末服探之，可以引吐。

**栀子**

【赵注】苦寒泻火，吐虚烦客热。

【正义】栀子生用，固易作呕，今皆炒用者，惟恐其引呕耳。然吐法惟治痰饮停食。赵氏乃谓吐虚烦客热，则烦之与热，岂有一吐可效之理。况烦而曰虚，则吐之必多变幻，直是大忌。双湖能为此说，奇极怪极。

**莱菔子**

【赵注】长于利气，能吐风痰。

【正义】菔子末服，亦能引吐。

**常山**

【赵注】引吐行水，祛老痰积饮。

【正义】常山治疟，古人本以吐去痰积为法。因其气腥有腻涩，故易惹人呕，今多炒黑用之，惟恐其引吐也。

**瓜蒂**

【赵注】吐风热痰涎，上膈宿食。

【正义】瓜蒂大苦，故善作吐。

**郁金**

【赵注】行气破血，轻扬上行，同升麻服能吐。

【正义】郁金质坚而实，非轻扬上行之品，能疏泄痰热之郁结，解散气血之淤滞。

**齑汁**

【赵注】吐痰饮宿食。

【正义】古以齑汁引吐，以其气味恶劣，胃不能容耳。

**藜芦**

【赵注】吐上膈风涎。

**苦参**

【赵注】泻火燥湿，祛风逐水。

【正义】藜芦、苦参，皆大苦，故能引吐。

**赤小豆**

【赵注】行水散血，清热解毒。

【正义】赤小豆清利水道，是下行顺降之性。

**盐汤**

【赵注】能涌吐。

**苦茶**

【赵注】泻热消痰，下气消食，浓茶能引吐。

**下**

【赵注】下法不止去结除热，凡驱逐痰水皆是也。盖脾本恶湿，脾病则湿胜，土不足以制水，每生积饮之证，故与肠胃三焦下热结之法少异。

【正义】下法本不仅为热结燥矢而设，痰饮水血之积，皆有可下之证，然终非治脾之药。赵氏谓治脾之下法，与肠胃下法少异，大是不确，既用下药，非泻肠胃，尚有何路可泄耶！

**大黄**

【赵注】泻血分实热，下有形积滞。

**芒硝**

【赵注】荡涤实热，推陈致新。

**青礞石**

【赵注】性质沉重，下气利痰。

**大戟**

【赵注】泻脏腑水湿。

**续随子**

【赵注】下积饮，治水气。

**芫花**

【赵注】去水气，消痰癖。

### 甘遂

【赵注】泻隧道水湿。

【正义】脾气不运，而致痰饮水邪，交结停积，虽曰实证，然正气本虚，岂有专事攻逐之理。此条所采各物，又皆攻破之猛剂，若轻于尝试，必致脾肾两败而后已。要之脾家实证，不过气机壅窒已耳，何可一往无前，至于此极？

【正曰】吐下之法，惟肠胃之中，实有壅滞者宜之。故食积在胃可吐，燥矢已结可下，而痰壅于肺，以肺乃藏而不泻，本无下窍，消导之而使下行，最为迂远。且又开窍于喉，则体质坚实之人，亦可取吐。以冀一时快利，其他血瘀水积，亦间有可下之证，然必详察其病实气实，方可一鼓荡平，廓清巢穴。要之皆通腑之法，从未闻有脏气壅滞，而可以吐下为治疗者。乃洁古之吐下二法，不系之于肠胃实证，而系之于脾土实证，未免可异，其亦思脾主运行之职，非胃肠之容受水谷可比，纵曰气滞，岂有一吐一下，而能使脾气宣化之理，徒见其攻伐肠胃，累及无辜，而于脾之壅滞，固无当耳。愚谓脾实可泻之证，只有气机窒塞，不任健运一候，是当振作之，鼓动之，以疏通其壅塞，而迅利其遄行，则顷降开泄之品，如枳实、郁金、瓜蒌、薤白之属；芳香鼓舞之品，如木香、青、陈、砂、叩、洁梗之属，以振动之；若其壅遏郁热，则丹皮、栀子、连翘、黄芩之属以清泄之。或又寒湿窒塞，则炮姜、苍术、佩兰、藿梗之属以温化之。且有母病及子而痰涎积滞，则杏、见、二陈之类，泄肺即以泻脾。若脏病及腑而纳食不化，则查、曲、鸡金之类，快脾亦以理胃。此则脾实宜泻之种种法门，而洁古之吐下二条，殊非泻脾正旨也。

## 土虚补之

【赵注】土为万物之母，而寄旺于四时，土虚则诸脏无所禀承，故用补。下分三法。

【正义】后天生生之本，全恃脾胃输化，以潜滋暗长于隐微之中。中土稍衰，即百骸顿失所养，是不可以不补。洁古分气血为两大纲，阴阳对峙，消长机关，最宜认定源头，方能有条不紊，此治虚之入手方针，不仅为脾之一脏言也。

补母

【赵注】土生于火，益心火，所以生脾土也。

【正义】虚则补母，虽曰五脏生成自然之理，然泛言生化，终未免不甚切当，惟脾禀中央之德，而其母则是心火，凡补心之药，尤与补脾息息相通者，则心为生血之源，而脾主统血，此身血液，皆恃脾之输化精微，而血乃成，是心之所以生血者，尤赖脾以为之先导，是以心脾两脏，更如唇齿相倚，辅车相依，于生理病理，固甚密切，不仅火能生土，泛泛然空谈五行之循环生长也。凡枣仁、柏仁、茯神、淮麦等，为心脏补血之主者，无一非脾家养血之良药，正不必以土虚补母，益火生土，混混言之也。

**桂心**

【赵注】苦入心经，益阳消阴。

【正义】桂心诚是温养脾胃，益阳消阴，何必附会心家，舍近求远。

**茯苓**

【赵注】安心益气，助阳补脾。

【正义】茯苓利水，能制肾水上凌，仲景于心下悸者，用茯苓甘草汤，诚是安心以助心家之阳气。实则以镇水气之泛溢为主，必不可谓是心家之补药，且谓是心家之阳药。洁古此条，以补心为目，而药用桂心、茯苓二味，绝无养心益血之物，其意殊不明瞭。而赵氏竟谓茯苓安心益气，助阳补脾，太觉直捷爽快，岂不令人堕入五里雾中。

**气**

【赵注】气属阳，阳气旺，则湿不停滞，而脾能健运。

【正义】气为血之帅，气行迟滞，则旋运不健，诸恙随之。况脾主中州之大气，尤以乾健为天职者耶。

**人参**

【赵注】大补元气，益土生金。

【正义】人参滋液生津，诚是大补脾胃之健将。然补五脏之阴，绝非阳分之药。而洁古且列于补气之首者，则六朝以后，甘温助阳之说误之也。

**黄芪**

【赵注】补中气，壮脾胃。

【正义】黄芪味甘，而性温和，固是滋液益气之药，能补脾胃者，甘先入脾也。

**升麻**

【赵注】升阳气，补卫气，为脾胃之引经药。

【正义】升麻升阳，诚是气分之药，此惟脾胃虚寒，清阳之气无权者，藉此升举之力，助参、芪、术、草等滋补厚味，以振作其阳和。虽是脾虚之要剂，而不可泛泛然以为专于补气，使其独当重任也。

**葛根**

【赵注】升胃气，兼入脾经。

【正义】葛根升举胃气，亦能鼓舞脾阳，功用颇与升麻相近。此惟脾胃清阳之气下陷者宜之。必不可竟作脾胃补药，而率然援用，如其不当升而妄升，必有气涌发汗之虑，而在肝肾阴虚者，尤有本实先拨之祸。

**甘草**

【赵注】补脾胃不足

【正义】甘草大甘，其味浓厚，补脾益胃，固其专长，然甘腻之质，滞而不走。洁古列于气药队中，终不稳惬。

### 陈皮

【赵注】调中快膈，脾胃气分之药。

【正义】陈皮行气，必不可专指一脏一腑。

### 藿香

【赵注】入脾经，去恶气。

【正义】藿香快脾醒胃，是以气胜者。

### 葳蕤

【赵注】补中益气，治风湿。

【正义】玉竹甘寒润泽，谓能滋养脾胃，正以甘能滋阴，润能养液耳。本非气药，而洁古偏列于气分队中者，则唐兰陵处士肖炳《四声本草》，补中益气一言误之也。吾国医学诸书，往往多有此毫无着落之议论，甚且自矛自盾，并阴阳寒热而颠倒错乱之，殊是可怪，在当时著述者，不过一时失检，信笔直书，而后人不辨淄渑，转相抄袭，则市虎成于三人，而遂似圣经贤传，永为不刊之论，虽有高明，亦多依样葫芦，谩为附和，不复研究其命意之所在，皆粗心涉猎，惯于勦说，而不知细心体会之过。愚谓似此显然背谬之处，必不可以不正。而此条赵双湖注文，则迳用肖氏"补中益气"四字，谓非一盲群盲之明证。赵氏且加以"治风湿"三字，则玉竹柔润，以治风燥，可说也。乃曰治风湿，恐粗知药性者，必不敢谓然，岂传写之失其真耶？

91

### 砂仁

【赵注】和胃醒脾，快气调中。

### 木香

【赵注】疏肝和脾，三焦气分药。

【正义】香、砂固皆以气胜者，助脾胃化育，洵有专长，亦非专主一脏一腑之药。

### 扁豆

【赵注】调脾暖胃，消暑除湿。

【正义】扁豆是清养胃家之物，何又列入气分队中。而赵氏且以为暖胃，岂不与消暑二字矛盾，抑传写者有误字耶？

【补正】脾以大气周流为天职，故治脾必以理气为先务。然所谓气者，宜走而不宜守，走则疏通，守则膹郁，斯善治气者，当必求其运动流行，而不仅以补益壅塞为天职矣。洁古列人参、甘草于补气条中，均是唐宋以后人参补气、熟地补血之俗说。须知脾以运动为职，必有吹嘘振作之功，乃能宣畅中州气化，而任发育万物，方是补助脾气之作用。人参、百草滋腻之质，补养有余，运化不足，本不可以语此，而如枳壳、蔻仁、乌药、香附、益智、橘叶、佛手、佩兰等，芳香宣散，醒胃快脾者，何一非健运脾气之良药。虽曰香燥泄气，微嫌辛烈，不无耗散之虞，然合于滋养队中，变动不居，周流六虚，自能畅达气机，循环不息，岂不较胜于人参、甘草、玉竹、扁豆诸物，守而不走，阴柔粘腻，窒滞不灵耶！又按：白术、苍术，气胜于味，赞助脾运，原是气药，乃洁古偏列于下文补血条中，而不以为补气，亦未免拘而不化。

　　血

【赵注】脾统血，喜温而恶寒。寒湿伤脾，则气病而血亦病。甘温养脾，则阳能生阴，所以和血而补血也，与他脏养血之法不同。

【正义】血虽属阴，然所以生化而运动之者，阳和也。心、脾、肝、肾四脏，皆以阴血为主体，所以养血益阴者，虽宜柔润滋填，甘腻味厚之品，而皆不可偏于腻滞，守而不行。凡属血家补剂，固必俱有温和作用，方是流动可贵。双湖"甘温"二字，即以参、芪、术、草等一类言之，皆是滋养脏阴主药，不得谓其独补脾胃，即不得谓补脾之法，必与他脏不同。

**白术**

【赵注】甘温和中，同血药用则补血。

【正义】白术多脂，洵是滋阴养血之药，然以气胜，芳香流动，振作清阳，且有阳和功用。惟脾喜燥恶湿，喜温恶寒。白术温和，且补且行，益阴而能辟湿，最为脾家无上妙品。

**苍术**

【赵注】甘温辛烈，燥胃强脾。

【正义】二术补脾，惟其气味芳烈，斡旋大气，正合脾脏喜温喜燥之用，斯能阳和敷布，乾健无疆。乃洁古偏列于补血队中，适与上条以参、甘之味厚无气者，谓之补气，两得其反，岂欲以综错交互，见得血中行气，气中养血，为用药神化之规范乎。然既分别部居，各成一队，则物质体用，似不宜去其所长，而任其所短也。况苍术气尤雄烈，纯以刚燥用事者，而可以为补血之魁首耶！

**白芍**

【赵注】泻肝安脾，为太阴行经药。

【正义】白芍禀性阴柔，而质坚实，能收摄肝脾涣散之阴气。故太阴脾病，如胃脘痛，腹痛，胸胁䐜胀，腹满支撑等证，皆脾气散漫，肝气横逆为患。惟芍能训调刚木，欲阴而非补阴，故木火有余者最宜，而脾阴不及者大忌。仲景谓太阴为病脉弱，其人续自便利，当行大黄芍药者宜减之，以脾气弱易动故也，可不深长思乎！赵注泻肝安脾，太阴行经二句，皆嫌似是实非，殊觉膈膜。

**胶饴**

【赵注】温补脾，甘缓中。

**大枣**

【赵注】甘温补中，入脾经血分。

**蜂蜜**

【赵注】甘温和中，调和营分。

【正义】饴蜜大枣，大甘味厚，皆填补中土之重剂，温润冲和，虽不嫌阴柔窒滞，而滋腻有余。胃纳不旺，见食不甘者忌之。

**木瓜**

【赵注】伐肝理脾，调营卫，利筋骨。

【正义】木瓜酸涩，鲜时色黄，干者色紫，入肝脾血分。而收摄耗散之阴气，与白芍同功，惟酸收较胜，能振动胃液，助消化，敛肝阴，而最多筋，故利关节。

**干姜**

【赵注】辛温燥湿，能引血药入气分而生血。

【正义】干姜是温养脾阳之正将，中气虚寒，洄推要药。赵注谓引血药入气分而生血，何其迂曲如是。

**乌梅**

【赵注】酸涩而温，脾肺血分之药。

【正义】梅实大酸，乌梅受灶突烘蒸之气，含有温和作用，是摄敛肝脾之上将，亦助胃津，敛胃阴，降逆气而止呕哕。

【补曰】脾任统血之职，凡补脾之药，无不与补血之义，并辔而行。惟脾是后天之本，万物生长之母，常含温润性质，方能遂其生生不息之功，则为脾家补血计者，必守定温和燠煦之法，而不能偏入寒凉一途，如阿

胶、熟地黄、黄精、当归、荔枝肉、龙眼肉之类，皆脾
家补血专主，无不温和润泽；又如参、芪、甘草等，亦
皆甘温之品，以生津养血为天职，而不以气胜者。必不
可人云亦云，称其莫须有之益气，而忘其实在之补血
也；又如枣仁、小麦、杞子等物，凡为心肾益阴养血之
药，亦无一非脾脏补血之主剂，若必如胶饴、大枣之大
甘，而始可谓之补脾也，则脾家之血药亦仅矣。

## 本湿除之

【赵注】不言寒热者，实已包含寒热在内，下分
二法。

【正义】脾脏喜燥而恶湿，湿困脾阳，则清气不行，
而全部精神，为之萎顿。故健脾之本，必以除湿为先
务。但本脏湿病，宜分两层：有湿偏盛而脾乃不运者，
舌苔必浊腻，是为实证，治当专理其湿，而正气自充，
则清芳香燥，投其所好，而淡渗通利，亦无虑其伤津，
如平胃、三妙、四苓之属是也；有脾先弱而湿邪渐阻
者，舌必无厚苔，是为虚证，治当先顾其本，而湿滞自
化，惟和中温养，助其阳和，而刚燥分清，皆有嫌于耗
液，则参、术、薯蓣、扁豆、砂仁之属是也。洁古分立
燥湿、利水二法，是仅为实病着想。在脾虚湿阻者，自
不可援以为例。洁古意中，固谓虚证一类，当于上文补
虚条中求之也。若夫湿热寒湿之殊途，则见证可征，辨

之更易，固不妨约举数味，以待临证时之自择矣。

燥中宫

【赵注】脾恶湿，燥湿所以健脾。脾喜温，故只言寒湿，不言湿热，且湿去而热自除也。

**白术**

【赵注】苦燥湿。

**苍术**

【赵注】除寒湿。

**陈橘皮**

【赵注】理气燥湿。

**半夏**

【赵注】除湿化痰。

**吴茱萸**

【赵注】燥脾除湿。

【正义】吴茱萸乃温燥脾胃之健将，治寒湿之正药。

**南星**

【赵注】燥湿除痰。

【正义】南星、半夏，皆主湿痰，而南星尤为刚烈，故多用牛胆制之。

**白芥子**

【赵注】温中润胃，利气豁痰。

【正义】白芥子大辛大温，刚燥峻烈。惟寒痰凝结者可用。殊非治湿普通之药。古人有谓其专治皮里膜外之痰。盖以辛能走而附会言之，殊非确论。且大辛大燥之品，醒胃快脾，湿家利器，而赵氏反以润胃为注，大是奇谈，《内经》虽有辛能致津液通气一说，然究非为刚燥者言也。

洁净府

【赵注】水乃湿之源，行水即以除湿，故治湿必利小便。

【正义】湿阻水积，小便不长，固宜疏导下流，以泄潴秽。古所谓治湿不利小便，非其治也。俗子治肿，习用甘遂、大戟、商陆、牵牛等，恶毒峻利，泄大便以图一畅，其初非不应手，然旋通旋窒，后难为继，终于不治，故曰肿胀通小便者生，利大便者死。然欲利小便，必寻其源，猪、茯、滑、泽、车前、瞿麦之属，只可治湿热阻滞之轻症，必不可以起大病。《素问》肾者胃关一节，是为小水不畅之根据，而肺失肃降，气不宣通，尤在至高之部，此岂四苓、八正，可以无投不利者，于以知"淡渗分利"四字，不过为浅者言之耳。

**木通**

【赵注】通膀胱，导湿热。

**赤茯苓**

【赵注】利湿热，赤胜于白。

**猪苓**

【赵注】利湿行水。

### 藿香

【赵注】去恶气，则正气通畅，气化则小便自利。

【正义】通利小水之药，即以淡渗言之，本亦不止二苓一类。洁古固是偶举数物，以示之式耳。惟藿香快脾，本以振作清阳之气，殊与洁净府一层，渺不相及，岂易老意中以为大气乾运，则湿阻自行耶？果尔，则气味芳香者多矣，亦何独选此。

### 标湿渗之

【赵注】脾之经络为病，不只于湿，而外感之湿中人，不止在脾之一经，乃脾经标病，只言其湿，举一以概其余也，而以湿属之脾则从其类也。

【正义】湿在皮肤，水溢为肿，不可谓是脾之经络为病。而洁古列之于此者，则以治肿发汗，确是病理中之一大法门，而苦于脏腑中无类可归，姑以"湿"之一字，连类而并及之，尚易醒目，此是作者不得已之苦衷，亦犹上列利水，本非治脾，而亦归之脾脏本病者，无非以一"湿"字，遂一陶而同冶之耳。寿颐谓若以脏腑之例，分别部居，不相杂厕，则清利小水，自当归之膀胱，而开泄皮毛，自当归之肺脏，庶以条例分晰。而于病机，亦无模糊不清之弊，此盖易老之偶尔失检。何赵氏乃谓脾经标病，只言其湿，举一以例其余，岂非呓语？亦思其余之脾家经络为病，果有何者可言否耶！

开鬼门

【赵注】湿从汗解，风能燥湿。

【正义】旧说每谓上半身肿，宜以汗解。解《经》者，遂谓经文开鬼门，即是发汗之义。盖开肺闭以泄皮毛，且上窍开而清肃之令下行，水道亦利而肿自退，此固病理之确据，而亦治验之可凭者，然倘不在乎汗与不汗。赵氏谓从汗解，风能燥湿，尚是理想。但开通腠理之气，以治皮毛之水，就阅历言之，确是治上肿者惟一捷诀。惟《内经》"开鬼门"三字，太觉可怪。寿颐读《难经》魄门之魄，义当作粕，窃疑鬼门亦魄门之讹，说详拙编《难经笺正》。

葛根

【赵注】解肌开腠。

苍术

【赵注】发汗除湿。

麻黄

【赵注】辛温发汗。

【正义】麻黄通肺气，以治上肿。确有捷效，但不必温覆，亦不必取汗，而肿自退，此以宣其气闭而已。必谓发汗，尚是食古不化。

独活

【赵注】搜风去湿。

【赵曰】以上专举四药，或入阳明，或入太阳，或入少阴，非专入脾经也。盖湿与热合，伤在肌肉，则用阳明药；湿与风合，伤在皮肤，则用太阳药；湿与寒合，伤在筋骨，则用少阴药。湿土寄旺于五行，故治湿常兼他经之药也，推之他经之湿病，则湿在太阳而用麻黄；湿在阳明而用葛根、苍术；湿在少阴而用独活。触类引伸，方得作者本旨，不可泥也。

【正义】洁古选此四药，皆有开泄肌腠功用，皆能达皮毛之气，而通阳消肿。若以经络言之，皆开肺气以达皮毛，与阳明、太阳、少阴，皆无当也。赵氏此注，穿凿附会，大失易老本意。惟谓触类引伸，方得作者本旨，则一部《脏腑药式》，易老所选各药，皆是举一以例其余，非谓各病应用之药；仅止于此。读者能知此义，而自寻门径，则活泼泼地，头头是道矣。否则守株待兔，皆自画耳。

# 卷 中

## 心

心藏神，为君火；包络为相火，代君行令。主血，主言，主汗，主笑

【正义】吾国医家十二经络之说，谓心属手少阴经，心包络属手厥阴经，分道而驰，各树一帜。说者每谓包络为心之外廓，比于君主之宫城，所以为心主之护卫，于是遂有心为一身之主，邪不可干，如犯君主，病必不治。凡心经之病，可施治疗者，皆心包络为病之说。一似心与包络，离然二物，断不当合而一之者。独洁古于此则并作一条，不复分析，得毋不合十二经络之原理，而大背乎三千余年相承之旧说耶？然而心之包络，果是何物，不独中医旧学，未尝说明形相，即考之西医之言解剖者，亦未见心脏外廓，别有是物。（西学家言，近之生理书，间有心囊一说，殆指心脏之尖垂处，稍有脂膜裹护处而言，中医之有包络，亦即指此。究竟即是心脏之外膜，不能析之使离，则所谓心囊者，即因中医有包络之名，而附会为之。考英医《合信氏全体新论》，尚未有此心囊之名）如谓吾心之外，果别有一包而络之

者，为之宫城以固护吾心主，使诸病不易干犯，宁非此心所甚愿，无如按之事实，索之形骸，而竟渺乎其不可得也。即以病理药物之经验阅历而言，凡心经之证治，与心包络经之证治，亦俱约略近是，无可剖别。而手少阴、手厥阴两经循行部位，又皆发源胸中，外行臂臑内廉，并道而驰，无甚离异，但为之区分其前后，而各标以穴俞之名。试揣古人必以心与包络分作两经之意，则古时脑主知觉运动之理，本未发明，无不以心脏为一身之主宰，因而极力推崇，谓为神圣不可侵犯，既加以天君之徽号，则必求其有以标异者，而后可以至尊无偶。且既有手足阴阳之经，以配脏腑，则阴阳各六，而分隶五脏五腑，只得其十。所余一阴一阳两经，无所位置，因有心包络一说，以附诸脏，则心脏独能立异，既可以昭示其尊崇，而六阴之经，又复分配恰好，颇似天衣无缝，彼此巧合，固一举而两得者。迨其相承既久，奉为圣经贤传，又孰敢不以为然。要之阴经属脏，而心包亦为一脏，则脏且有六，然亘古以来，从未闻有六脏之名称者，则亦明知胸中本无是物，特以其定名于上古，不敢显言其虚无，而独留此非脏非腑之空名。递相祖述，以同处于空虚冥漠之中，莫能阐发其真相，岂非医学界中一重黑幕。若再以心家所发诸病言之，何孰则本之于心脏？孰则本之于包络？吾知虽有高贤，必不能指明其究竟。古人医籍，成迹俱存，果谁能分析之而明辨之者？从可知两经无异于一经，而一脏必不能分为两脏也。洁古此篇，独以心与包络，合为一条，盖亦苦于辨证用药，万难剖析，因而姑为混合，较为简捷。实则手少阴、手厥阴两经，所发之病，本是一途，当用诸药，既无区别，固不能显划鸿沟，强分界限。寿颐窃谓中医十二经络之说，以生理学言之，原是本于理想，须知周身脉络，交互流通，发血迴血，一线贯注，必无此六阴六阳之道路。惟血管循行，内连腑脏，外达肌肉，确是息息相通，循环连属，故谓五脏五腑，各有经络支流，行于手足、头面、胸腹、背脊之间，则合古今中外而必无异词。所以脏腑为病，多有相应于经络间者，所谓有诸内必形诸外之至理。此则中医经络之说，必不可废。而分条论治，随症用药，成绩昭昭，尤为吾国独有之精蕴。惟心包络及三焦之两经，未免隐约模糊，不甚切实，则古人分隶之初，本是牵强附会，必不可泥。洁古于此，竟以手厥阴并合少阴，最合病理之真，不啻日月出而爝火自息，斩绝葛籘，廓清涂附，确能实事求是，引进后学于切实经验一途，极为明瞭。惟元本此条，列于肾脏之后，三焦之前，所以有心包相火，代君行令之语，其意盖谓心为君主，端拱无为，惟委任包络相火，代其行动，亦是古人尊崇心君之理想，故以与三焦之经，相为次序，使其表里连络。而小肠之前，竟缺心脏，果如其说，则心之为脏，直是冥顽无用之物，殊觉可骇。以是而尊之为君，愚谓惟秦二世、明熹宗之为君，差堪比拟；而包络之相火，直与赵高、魏阉同类，此则非特大失心脏之功用，窃恐四千余年之为人君者，亦必不肯自认。况乎心家诸病，原系心脏本病为多，不得概谓之包络为病，又胡可妄指为包络代心行事。其亦知心脏本系发血迴血之枢机，虽非如古人所谓知觉运动之主，而职在行血，川流无间，功用甚巨，亦安能以莫须有之包络代任其职，而竟谓之天君泰然不动耶？中国医学之空谈理想，而实则大非真理者，当以此类最为荒谬，罣误后学，贻笑外人。夫岂细故，爰为移于脾脏之次，使与小肠之腑，仍是表里联络，庶乎心脏之体用，显然昭著，非敢妄与古人反对，只以道破千古怀疑，实事实情，似是至当不易之定理。彼夫推崇心脏者，妄称君主，谬曰邪不可干。而轻之者反谓心君不动，欲以包络代君行令，岂非皆属空谈，妄生穿凿。吾侪处此开明之世，持论须以实在为发明，凡古人拘虚无谓之辞，理当湔涤净尽。况医之为学，尤必切实发挥，证以实验，庶乎坐可言而起可行，方有效力可睹，然后吾邦旧学，不致为外界鄙夷，则此道始有进步。若徒扪烛扣槃，自以为是，而不复知其荒渺可笑，宜乎中医二字，徒受新学家以谈柄矣。若夫手之厥阴一经，则既无包络，经于何有？缺之亦无不可。颐为此说，明知立论太奇，翻尽古人成案，大是骇之听闻，拘谨之士见之，必多訾议。

实则本无心包之络，亦何必人云亦云，滋多疑幻，请与当世好学深思之士，一证此中是否，可乎？

## 本病

诸热瞀瘛

【赵注】心主火，火胜则目眩筋急。

【正义】瞀者神识之昏瞀，瘛者手足之瘛疭，皆是阳升太过，气血上冲之脑神经病。《素问·至真要大论》所谓：诸热瞀瘛，皆属于火。初未尝指为心家之病，立说本极精当，然古人不知有脑之神经，因谓主宰此身之知觉运动，皆系于心，而心为火脏，又是邃古相承之旧，则失其知觉之昏瞀，失其运动之瘛疭，在《素问》既明言皆属于火，自然当为心火太过之病。所以洁古竟以此证，列为心脏本病，而岂知病属脑经。虽是火证，而不能专以心立论耶？试观治此症者，只知清心退热，而不能潜降镇摄，以定气火之上冲，则必无捷效，其实在作用已可想见。洁古此条，不能不谓之拘守成说，尚少体验，而赵氏以火胜则目眩筋急作注，虽于病情尚未大谬，然系之心病，究属勉强涂附，必非病理之真。《甲乙经·经脉篇》于少阴、厥阴两经，皆无此证，可知古人本不以是症作为心脏之病，此则洁古之失，而赵双湖望文生义之不可为训者，颐既确有所见，又何可不为前贤一证其误？

惊惑谵妄烦乱

【赵注】心藏神，心病则神乱。

【正义】脑主知觉，惊惑谵妄烦乱，实皆脑神经病，在今日固已尽人能知，无可疑者。然数十年前，此说未行，亦无不谓昏乱谵语皆是心病。此固不当苛责洁古之误，惟《甲乙经·经脉篇》言手少阴、厥阴两经为病，皆无是证，则可知上古医学，亦未尝以谵语惑乱等病，属于心脏。此古人自有真见，诚非后世俗解所可几及，寿颐所以恒谓汉魏以下之医，已失上古真传者也。赵注心病神乱，亦是附会之辞，更不足辨。

啼笑詈骂

【赵注】与经言"喜笑不休"略同。

【正义】此亦是脑神经病。洁古认为心病，仍是世俗之见。虽经脉篇手厥阴经为病，已有"喜笑不休"一句，与经言"心之声为笑"，其理可通，似此说当是上古相传之旧。然五脏之声，呼笑歌哭呻，皆言其常，则情志感动，发为声音，本是人生之常事。若曰笑而不休，已是大失其常，必非心脏应有之病。苟非神经昏瞀，知觉反常，何以有此？似经文"喜笑不休"之句，或亦后人所窜入，上古医学，不当有此。

【考证】《脉经》《千金》皆作"善笑不休"，似今本《甲乙经》《灵枢》作"喜"者误。

怔忡

【赵注】即心火病。

【正义】怔忡一证，虽非《甲乙经·经脉篇》所固有，然确是心气不宁之患，是为心脏之本病，惟有病源颇有不同。有心家血热，而神气不得安定者；有痰火肆扰，而振动不宁者；更有血液不充，心气虚弱，而摇摇馁怯者。孰虚孰实，情状天渊，治法大有区别。赵氏概以心火言之，太嫌含混。经脉篇手厥阴经为病，心中憺憺大动，实即后人之所谓怔忡。洁古列此证于心病条中，义即本此。

【考证】憺憺：《脉经》作澹澹，按澹字与憺，音同义别，而古多通假用之。《说文》：憺，安也。《子虚赋》："憺乎自恃"。注："憺怕，静也。"（憺怕，今亦作淡泊。）《淮南俶真训》："蜂虿螫指而神不能憺。"注："定也"，皆是憺字之本义。若澹字则《说文》训为："水摇也。"《高唐赋》："徒靡澹淡。"注："水波文也。"《七发》："湍流遡波，又澹淡之。"注："摇荡之貌也。"《西部赋》"澹淡浮。"注："随风之貌。"皆是澹字之本义，是憺训"静"而澹训"动"，二字本义，正相反对，故《广韵·上声四·十九敢》"徒敢切"。憺训"恬静"，澹训"水摇动貌"。惟古人于同音之字，例得通用。《广雅·释诂一》："澹，安也。"又释诂四："澹，静也。"《汉书·礼东志》："憺容与"注："安也。"《杨雄传》："澹泊为德。"注："安静也。"是皆借"澹"作"憺"之明证。而经脉篇："憺憺大动"，又借"憺"作"澹"。《脉经》作"澹澹大动"，则用本字本义耳。

健忘

【赵注】心藏神。

【正义】此证虽非经脉篇手少阴、厥阴两经所有，然心有性灵，记忆之力，未必不生于心。吾国旧说，殊未可废，惟病源有不同。盖心血不充，则记忆之力必弱，是健忘之属于虚者；若痰火扰之，心气不宁，亦有是证，则实病也。西学家言，虽谓记忆之力，皆属于脑，然亦必与精神血液，自有关系，固不可谓非心家之病。洁古列此证于心脏本病条中，实是应有之义。此不可醉心新学，而竟以吾心为冥顽不灵者。若其甚者，记忆之力全失，则为脑神经病矣。

自汗

【赵注】心主汗。

【正义】是证亦非经脉篇所有，然汗即血也，故医经谓：汗是心家之液。自汗、盗汗，皆是心热之外浮，心液之不守，故洁古以自汗属之心病。但实热虚热，大有不同耳。

诸痛痒疮疡

【赵注】心主血，热伤血也。

【正义】是症本于至真要大论，亦非经脉篇所有。然诸疮皆血络之不清，病在脉络，不可谓为心脏本病，至真要大论只谓皆属于火，此不可以心脏合德于火，而遂以火病为心病者。且疮疡之患，更有因于湿，因于痰，且尚有因于寒者。惟痛之与痒，皆由火热为虐。至真要大论本有深意，乃洁古竟误认为心脏之本病。而赵氏更以热伤血附会之，几谓凡诸疡毒，皆属于热，则未为允当者也。

【补】心痛

【补曰】经脉篇手厥阴经为病有是证。此心家本病。

【补】渴而欲饮

【补曰】经脉篇手少阴经为病有是证。火盛则血耗津枯，故渴而嗜饮。

【补】面赤。

【补曰】经脉篇手厥阴经为病有是证。盖心火之上炎。洁古列面赤于标病中，未是。手少阴厥阴之脉，不行于面也。

### 标病

肌热

【赵注】热在血分。

【正义】经脉篇手少阴手厥阴经为病，皆无是证。寿颐按：肌热盖即肌肤发热之证，其因甚多，必不可谓少厥两经之病。经脉篇少厥两经有掌中热、手心热两条，则以本经所过之部位言之，与肌肤发热无涉。洁古此条，乃混而言之，不无误会。赵注且以"热在血分"为之附会，更不知其何所指矣。

畏寒战慄

【赵注】热极似寒。

【正义】经脉篇少厥两经，皆无是证。寿颐按：寒战之证，其因亦多，胡可误认为少厥两经之病。洁古此条，殆以心阳不振言之。然果是心气虚而为凛寒，则为心脏之本病，亦不当列于经络之标病中，且断不可混而言之，概以寒战指为心病也。洁古之意，殊不可解。赵氏以热极似寒作注，其意以为心是火脏，当有热病，不当有寒病，故不妨穿凿言之，姑为附会。抑知热深厥深之证，百中不得一二，何得舍其常而言其变，索隐行怪，恐非荡平正直之坦途矣。

舌不能言

【赵注】心主舌。

【正义】经脉篇少、厥两经，虽无是证。然心手少阴之脉，从心系上夹咽，是脉与舌本相连属。故洁古以舌不能言，属于心之经脉为病，赵氏以心主舌为注，则当为心脏之本病，非标病矣。

面赤目黄

【正义】经脉篇手少阴经，有目黄一证，手厥阴经有面赤、目黄二证。按心手少阴之脉，从心系上夹咽，系目系，故目黄属于心之经络为病，盖经络中之湿热浸淫也。面赤当是心热之上炎，宜系之本病条中，不当属于标病。盖少阴之脉，从心系上夹咽，而系于目系，其脉从内而上行及目，非外行于颜面之间，不比六阳经之循行，皆在面部。此寿颐以面赤一证，补入上文本病之末，遵经意也。

心烦热

【正义】经脉篇手厥阴经为病，有烦心一证，是心脏之热证，非经络为病。此当补入上文本病条中。

胸胁满痛

【正义】心手少阴之脉，起于心中，出属心系，其直者，从心系上肺，上出腋下。心主手厥阴之脉，起于胸中，其交者，循胸出胁，下腋三寸，上抵腋下。故少阴之脉为病，有"胁满痛"一证。（今本《灵枢》作"胁痛"，无"满"字，而《甲乙经》《千金》皆有"满"字，洁古此条，亦作"满"，正与《甲乙经》《千金》合，则今本《灵枢》无之，非也。）厥阴之脉为病，有胸胁支满一证。（支读为楷撑之楷）皆经脉所过之部也。

【考证】上出腋下之"上"字，今本《灵枢》作"下"。似以肺下二字连属读之。考王注《素问》作"上出腋下"，则其脉由肺而上行，以横出于腋下也，于义为长。《甲乙经》亦作"上"，可证今本《灵枢》之误，犹在启玄所见之后，此《灵枢》之不可为训者，不可不正。

痛引腰背肩胛肘臂

【正义】手少阴、厥阴之脉，不行于腰背肩胛，故《甲乙经·经脉篇》手少阴脉为病，有臂厥一证，又有臑臂内后廉痛厥一证。手厥阴脉为病，有臂肘挛急一症，皆本经循行所过之部，而并不言及腰背肩胛。洁古乃以腰背肩胛，与肘臂连类言之，殊非本经应有之义，此经络循行，各有分野，不可信手拈来，惟吾非所欲者也。

【补】嗌干

【补曰】经脉篇手少阴脉为病，有咽干一证，以少阴之脉，从心系上夹咽也。

【补】掌中热痛　手心热

【补曰】经脉篇手少阴脉为病，有掌中热痛一证，手厥阴脉为病，有手心热一证，又有掌中热一证。以少阴之脉，入掌内后廉。厥阴之脉，入掌中也。

【考证】今本《甲乙经》手厥阴脉之节，无"入掌中"三字，而《灵枢》有之，《脉经》及《千金》皆有之，则今本《甲乙经》之脱误可知，当从《脉经》为是。


## 火实泻之

【赵注】心属火，邪气有余，则为实，故用泻。下分四法。

泻子

【赵注】土为心之主，泻脾胃之热，而心火自清。

【正义】心脏合德于火，血液运行，循环无间，本恃清阳之气，以成乾健之无疆，此心以阳刚为用，本不当泻，惟阳焰有余，是为实火太过，反以耗液铄阴，则不可以不泻。而心热泻脾，虽曰实则泻子之恒法。然心阳太亢，脾承其燥，即大气亦壅塞而不通，故泻脾之热，即所以清心之火，母子相生，固有息息相通之理也。

### 黄连

【赵注】苦寒泻心火。王海藏曰："泻心实以泻脾也。"

【正义】黄连大苦大寒，而色正黄，故入脾胃而泻湿热。仲景泻心汤，名虽泻心，而治在中焦，岂非脾土湿热之主药。

### 大黄

【赵注】大泻血分实热，入足太阴、足阳明。

【正义】大黄苦寒直降，虽为三焦实火通治之品，而色黄先入中州，亦是脾胃之主药。寿颐按：脾家泻热之品，本不只此大黄、黄连二者，如芩、栀、地黄、柏皮诸物，其味皆苦，其色皆黄。苦先入心，黄先入土，固无一非泻心主药，亦无一非泻脾胃之实热也。

### 气

【赵注】火入上焦，则肺气受伤，甘温以益元气，而热自退，虽以补气亦谓之泻火；火入下焦，则小肠与膀胱，气化不行。通水道，泻肾火，正以导赤也。

【正义】心经热炽，则气火俱盛，于法当泻。洁古于火实条中，分列气、血二层，本是泻心题中应有之义，惟既以泻气分之火，与泻血分之火，两纲并列。则自当以气清而性凉者，隶于气分，如连翘、栀子、竹茹、竹叶之类，皆是心经气分泻火之药；又当以质浊而性寒者，隶于血分，如三黄、生地、玄参之类，皆是心经血分泻火之药。浅而易知，必无奇僻之路，可以矜奇炫异，何以标题则曰泻在气分，而用药则是甘草、人参，以大补之品，用于实火当泻之证，此虽三尺童子，必有期期以为不可者。北辙南辕，真是百思而不得其解。而双湖于此，偏能以甘温益元气而热自退，为之注释，且申之以"补气亦为泻火"一句，则温以退热，补以作泻，俱可信笔涂鸦，唯吾所欲，安得有此医理药理？岂不知甘温能退大热，本为虚热而言，然本文则明明在火实可泻条中，那得谓实火亦有应用参、甘之法。以此而为用药之式，宁不可骇？寿颐窃疑洁古本书，文字最简，此条参、甘二物，必是传写之讹，与其随文涂附，重为洁古之累，何如置之不论，免滋后学之疑。若双湖所谓火入下焦，气化不行，通水泻火，正以导赤，则为赤苓、木通、黄柏等言之，固以泻心火而使之下泄也。观洁古以赤苓等三味并列，则泻火之义，固已明白了解，又安有以参、甘大补，并为一陶同冶之理。

**甘草**

【赵注】生用泻火；入凉剂，则泻邪热。

【正义】生草泻热，虽有是说，然甘腻厚味，究非实火所可妄用。

**人参**

【赵注】大补元气。生亦泻火。

【正义】参能补气，是滋养阴液而元气自充，实非气分之药。生用泻火，亦是甘寒能退虚热，万无可泻实火之理。

**赤茯苓**

【赵注】泻热行水，入小肠气分。

【正义】赤茯苓泻热行水，泄膀胱而心热自降。洁古列之气分药中，以下流通导，而高源之气火，随之以泄耳。

**木通**

【赵注】通小肠膀胱，导湿热从小便出。

【正义】木通质松而通，其味苦降，故通泄湿热而疏气化。能泻心经实火者，亦沟渠通而高源自无壅滞耳。

**黄柏**

【赵注】沉阴下降，泻膀胱相火。

【正义】柏皮大苦纯阴，专入下焦，泻有余之热。

血

【赵注】火入血分，则血热，凉血所以泻火。

【正义】心脏本是发血迴血之中枢，阳焰太亢，未有不入血分者，此泻心诸法，所以多是凉血之品也。虽能清血分之热者，不仅下文丹参、丹皮、生地、玄参四味，如芩、连、栀子、紫草、地榆、旱莲、紫参之类，药品颇多，不可枚举。然气味近似，理法皆同，举一反三，是在善学者之神而明之耳。

### 丹参

【赵注】色赤入心，破宿血，生新血。

【正义】丹参色赤，活血行瘀，含有温通作用，虽非如生地、玄参之专于寒凉者，惟既能入血导滞，则谓之能泻血分，亦无不可。凡行血疏络之药，古人多谓之去瘀生新，以瘀滞既通，则来源自洁，斯新血清洌，而流动自如，实非真能补血益血液也。

### 丹皮

【赵注】泻血中伏火，凉血而生血。

【正义】丹皮入血分，退热清火，能泄血中久瘀之热。

### 生地黄

【赵注】泻心火，凉血而生血。

【正义】古之所谓生地，即今之所用鲜生地，大寒清热，直入血分。

### 玄参

【赵注】壮水以制火。

【正义】玄参色黑，纯阴制火，清泄血热，洵是专长。

### 镇惊

【赵注】心藏神，邪入心包则神不安。化痰清热，兼以重坠，亦镇惊之义也。

【正义】心为藏血之主，血液滂沛，斯神气自雄，何至惊怯，经所谓心藏神者，其义如是。岂果有一有形之物，号为神者，藏于吾心之中耶？惟心液不充，则正气怯馁，而神不自恃，于是惊悸恐慌，心无所主。惊为心病，谁曰不然，然此为虚症，法当养液宁神，以培其本非金石重坠强与镇压所可奏效者，否则落阱下石，岂非大害？惟阳焰太亢，痰热上蒸，震撼心君，致令不定者，斯宜镇摄涤痰，泄其浊垢，而心神乃静。洁古以镇惊一条，列于火实泻之之类，其意可深长思也。赵注邪入心包，本为痰热薰灼之火邪而言，欲清其热，必以涤痰为第一要义，但与清凉，则无效果。亦有胃肠实滞，大府不行，而实热上薰，以致神识昏蒙，惊惕震荡者，尤宜疏泄宣导，俾地道一通，气火自降，此皆非清心之药，如犀角、牛黄之类可以有功。盖"邪入心包"四字，本是理想之辞，须知心包非真有一物。包络吾心，不过浊气上蒙，心神无主，不去其所蒙者，则虽汇集清心贵药，毫无所应，而世俗治此，惟有牛黄、至宝等方，龙脑、麝香，大开心窍，反使辛香走窜，更耗心神。殊不知此心之中，固未尝闭塞痰热于内，此即"邪入心包"四字误之。而二百年来，叶氏之说盛行，凡有作者，莫不和而倡之，同然一辞，从未有知邪之本未入心者，此九芝封翁犀角、膏黄之辨，所以大有功于医学者也。

### 硃砂

【赵注】泻心经邪热，镇心定惊。

【正义】硃砂重坠，能使痰热下降，亦治实证。

### 牛黄

【赵注】清心解热，利痰凉惊。

【正义】牛黄是通灵之物，原系血液凝结而成，其形象心，黄中通理，故专入心家，为清心妙品。然其质松脆，其性轻清，入心清火则有余，镇坠下降则不足。世俗以为能治热痰，尚是想象得之，非其真实力量。故凡肺胃痰热，蒙蔽清虚，或气火上淫，心神震荡者，皆非心脏自有之热，误服牛黄，反以引邪归心，比之献门迎贼。而牛黄丸、至宝丹，合之脑、麝，香能窜走，尤其为害。然举世医家，无不踵此谬误而不自知。观洁古以此物列入镇坠队中，则可知人云亦云，而不能于物理上体验以求其真，医林之通病，固不自近日始矣。

### 紫石英

【赵注】重以去怯，入心肝血分。

【正义】石英重坠，能镇气火之上炎。色紫者入血而清血热。

【补曰】心神为病，每因于气盛火炎，冲激震撼为虐，镇坠以安定之，即徐之才十剂中之重剂，所谓重可镇怯者也。惟镇坠之与摄纳，功效相似，而药理则颇不同。镇者但取其重坠，以遏抑其上冲之势焰，如铁落、青铅、赭石、石英之类，以物质为体，从而压之，使如巨鳌载山，屹然不动，而中流有砥柱之权；摄者兼取其吸引，而收摄上越之浮阳，如龙齿、牡蛎、玳瑁、龟、鳖之属，以物理为用，从下引之，使如磁石吸针，自然收纳，而阴阳有翕合之机。一治其上，一治其下，体用大别，各有精义，虽似交互成功，两相济美。然摄纳之法，为效尤捷，且无流弊，殊胜于镇压失宜，或有千钧一发之可虑也。洁古于此，但有镇坠而无摄纳，尚是缺点。若夫火升痰升，亦有是症，则泄痰一法，尤不可少。

### 神虚补之

【赵注】心藏神，正气不足，则神虚，故用补。下分三法：

【正义】心是血液之主，血虚则神虚，补心之法，

120

惟有养津液以生营血而已。洁古亦以补母，及气血分为三纲，尚嫌呆相。

补母

【赵注】木为火之母，虚则无以生火，故补心必先补肝。

【正义】虚则补母，本是五脏补虚之通例，惟木为火母，而心虚补肝，殊觉不适于用。盖肝为刚脏，常恐其横逆为患，故四脏多宜于补，独于肝则多用清泄抑降诸法，而绝少补益之药。正以其善动难驯，似不虑其疲弱无用，即曰肝虚者宜养肝阴，亦是滋水养血，为潜摄肝木不易之定理。滋水者，补肾以益肝之母；养血者，补心脾以涵肝之阳。皆非补肝正面文字。若洁古此条，固在正面着想，而乃首录细辛，辛温达木，谓之补肝，确能助肝之阳，然刚燥辛升，治肝虚则恣肆助虐，治心虚则猛烈耗气，殊与本条之"神虚"二字不称。即推之生姜、陈皮，亦岂神虚之病所宜，是为迂远不切，而无裨实用，不如删去补母一条，而直以安神养血为补心子目，庶乎切实合用，而学者乃易读易解矣。

细辛

【赵注】辛温肝。

【正义】辛温行气，助肝之用，可也。若心阳不充，而以是药运其乾健，亦未始不合补心二字之义。则所谓补心者，助心之阳耳，阴液虚者，不可误认。

### 乌梅

【赵注】味酸入肝。

【正义】乌梅大酸，能敛肝阳而养肝阴，心气耗损之症，固以酸收为宜。而痰热内蒙，神志恍惚者，不可误用。

### 枣仁

【赵注】甘酸而润，专补肝胆。

【正义】枣仁微酸，固是补养肝阴主药，然诸仁皆果实之中心，多含有养心功用。枣仁尤其坚凝，却是补心正将。洁古不入之补心补血队中，而反以为补肝，似未免重其所轻，轻其所重。

### 生姜

【赵注】肝欲散，辛散所以补肝。

【正义】生姜之辛，善于泄散，入之补队，谁不怀疑，惟心阳馁怯者，或可借是以鼓舞振作之，然亦非补字正义。而赵氏且谓其辛散所以补肝，吾不知辛散与补肝四字，何以而能并为一气。此公文字，匪夷所思。

### 陈皮

【赵注】辛能散，入厥阴，行肝气。

【正义】陈皮芳香，能行滞气，入肝行气者，助其发越耳。列之补队，终嫌迂远。

【补曰】补肝阴以养心血，是为虚则补母之正旨，当选酸甘滋液之品，如白芍、萸肉等类。洁古录乌梅、枣仁，是其正例，何乃杂以细辛、生姜、陈皮，泄散有余，且耗正气，谓是补药，可谓奇语。

### 气

【赵注】膻中为气海，膻中清阳之气不足，当温以补之，即降浊升清，亦所以为补也。

【正义】心以阳刚用事，必阳和敷布，而发血迴血，乃合天行乾健之常。阳气稍衰，乾纲已馁，此补心者，固自有振动清阳以益心气之一法。洁古录桂心以补气，是其义也。然又录以茯苓、泽泻淡渗之物，则利水伤津，与补气正义，得毋太远？而赵氏意能作降浊升清，亦以为补之注语，望文生义，曲为附会，以为本师护法，则善矣。然转展曲折，不切于用，其如之何？

### 桂心

【赵注】苦入心，补阳活血。

【正义】桂心辛温通阳，能治心阳之不振。赵谓补阳活血，确是辅助阳和之气药。

### 泽泻

【赵注】利湿热。湿热既降，则清气上行。

【正义】泽泻泄降，谓之补气，终属可疑。赵谓利湿热是也；又谓湿热降而清气上行，为有湿热者言之，本无不可，然必不能泛以为补气之药。幸得双湖善悟，而泽泻遂能补气。设令学子不谙其奥，轻率效颦，宁不一误再误？此其中虽不无至理，然太嫌迂曲幽邃，必不当直捷言之。

### 白茯苓

【赵注】安心益气，定魄安魂。

【正义】向来寻常见解，每谓茯苓是渗利之药，似乎镇水涤饮，去补气之义尚远。寿颐则谓茯苓禀松根余气，蟠结而成，久伏土中，确有坚凝固定情性。洁古于此，列入补心补气队中，颇有深意。赵注安心益气，定魄安魂八字，亦是至理。皆能识得药物之真，此与世俗之见，仅仅知为利水化饮者，不可同日而语。但洁古既录茯苓神，则茯苓可删。

### 茯神

【赵注】开心益智，安魂养神。

【正义】茯神抱木，自有养育心气之意。赵注开心益智，犹言开发心思而益人智慧，非开窍泄散之谓。

### 远志

【赵注】苦泻热，温壮气，能通肾气，上达于心。

【正义】远志苦而微温，泄化痰涎，温和血脉，而能疏通滞气。古以为补心益气者，以痰饮荡涤，血液通行，则心阳敷布，实非守而不走，补益之品。洁古以为气药，深知此物之功用。双湖乃以苦泻热，与温壮气六字，两两相对。试问既以泻热，岂能与温字直接，何其信手拈来，而自矛自盾，一至于此！且此物之所以交通心肾者，以其苦温开泄，则心火自降，而坎离成交泰之炙，非升提肾气，使之上升也。须知肾气宜藏，万无开通发蛰之理。赵乃谓通肾气而上达于心，一似入肾通气，能引之上行者，则偶然立说倒置，而其理且大相刺谬矣。

### 石菖蒲

【赵注】辛苦而温，通窍补心。

【正义】石菖蒲苦辛微温，芳香之气甚烈，古谓之昌阳者，正以其能昌大阳气，名之以其功也，辟除秽恶，泄化痰浊，振动流利，鼓荡心阳，故为补益心气之药。菖蒲、远志二物，宋元以来，并辔而行，皆以治痰塞神昏之证。说者每谓二者善开心窍，遂觉不敢轻用，即用之亦分量极轻。不知神昏之故，系于痰气上升，冲激脑经，非痰能塞心之窍，二者之治，全以利气而开泄痰浊，何能开心之窍？今东国人专以远志治痰，重用独用，毫无流弊，即《本经》主咳逆，除邪气，利九窍之正义。即曰菖蒲芳香，得清气之正，故能驱湿浊而开痰垢，亦不致竟伤心神，较之脑、麝之走窜猛烈者何如。奈何世俗之治此等证者，偏畏菖蒲而不敢投，反相率从事于牛黄丸、至宝丹，以耗散真气，助其飞扬，无乃不思之甚耶！寿颐按：心以血为主，赖有大气流行以运用之，乃能鼓荡周旋，无微不至，而心家之全体大用乃备。此补心血者，自必当兼助心家之气。然善补气者，必以摄纳镇静，弗令耗散为上，则益智、萸肉、白芍、枣仁、贝齿、龙齿之属，皆能固护心神，保守心气，庶为补家正将；又如柏仁、淮麦之类，亦养心凝神，双调气血之良品。然洁古均未之录，而菖、远、桂心，具有辛散功力者，借以发越心阳则可，究非补气二字之正义。

血

【赵注】心主血，补心必先补血。生新去滞，皆所以为补也。

【正义】心为生血之渊源，而心气之盛衰，又视乎血液之盈虚，而与为消长，故补心之主义，自必以补血为正面文字。赵注"去滞"二字，与补之正旨太远，虽曰瘀滞去而来源自清，古人用药，必有此法。然以通为补，终是有为为之，必非补字普通法守。此拱云托月，点缀之品，不能作为危微精一之薪传者也。

**当归**

【赵注】苦温助心，为血中气药。

【正义】心以阳为用，发血迴血，皆赖气以行之，所谓气为血帅。则补血之法，必不可专事滋腻，反有呆滞不灵之弊。当归富有脂液，而气味辛苦甘温，能滋液以补血之体，能流利以助血之用，固是血家主药。惟其气甚烈，走窜有余，升动之力颇猛，古人有独用重用之法，寿颐窃以为未妥。

### 熟地黄

【赵注】入手少阴、厥阴，生精血。

【正义】地黄味厚，其性纯阴，补血滋液，确是专长，是为心脾肝肾四脏之养阴主药，不可谓其专入少厥两经。但滞腻太过，不当独任。《局方》四物，从《金匮》之胶艾汤得来，归、地同用，所以调剂两者而使之平，自有妙用，临证时相体裁衣，斟酌其宜通宜守而轻重用之，方有捷效。若耳食之徒，辄谓四物是补血之方，妇女主药，不问病情，呆方混写，则笨伯矣。寿颐按：心脏乃血液之橐钥，补心者自必以补血为惟一主义，然补血之药夥矣，凡味厚养阴，生津滋液之品，无一非补血之用，即无一非补心之主，药物孔多，殆难悉数，而洁古乃只收归、地二者，何其谨严若此！盖归取其走，地取其守，一以滋养益血之体，一以流动助血之用，举此二者，以例其余，非谓惟此二物独能补血也。

### 乳香

【赵注】香窜入心，调和气血。

### 没药

【赵注】通滞血，补心虚。

【正义】乳、没二者，气芳香而质粘滞，诚是气药中之血药。外科金疮用之，极易生肌长肉，以为补血，岂非实验。然入之内服药中，则以气用事，走窜有余，补益不足，谓入血分，殊有难安。观气滞结痛之证，服之尚觉有功，则行气之效用也，俗人误以止痛为乳、没唯一功能，遂不问气虚气滞，一概乱投，已极可哂，且更有以入疡科之煎剂者，欲以治肌肉之肿溃腐痛，更是奇极。且古方皆入丸散，不入煎剂。试读濒湖《纲目》，尚皆如此，奈近人皆不谙此旨，岂知凝结罐底，胶凝杯中，而味又恶劣，闻之欲呕，皆耳食之误也。

### 本热寒之

【赵注】不言本寒者，心虚则寒。上文补虚条中已有之，省文也。

【正义】心家本热，即心火太过为病，上文火实泻之一条，皆清心凉血之药，于法已备。则此条殊嫌复迭，虽洁古所录药物，与上条未必尽同，然病理药理，固无以异也。

泻火

【赵注】虚用甘寒，实用苦寒。泻火之法，不外二端。

【正义】上文以火实泻之标目，则有实火而无虚火。此条但言泻火，似可如赵氏之注，兼赅虚实两层。然正气旺而火炽者，苦寒直折是矣。热已盛而津伤者，固当用甘寒生津，然药犹用寒，仍非虚火证治。盖惟其有火可泻，则其症尚在实热一边，苦寒、甘寒，既皆以寒治热，决非专为虚证立法。若其阴虚火动，则滋养调阴，必不可利用寒药，此古人谓实火可泻，虚火可补，自有深意。洁古此条，以泻火标目，而药录黄芩、芒硝，是也。又录麦冬，已失泻字分量。双湖虚用甘寒之注，意在为洁古用麦冬一味护法，岂不知粘腻之质，虽属甘寒，而非泻药耶。

**黄芩**

【赵注】苦入心，寒胜热，泻实火。

**竹叶**

【赵注】甘寒泻上焦烦热。

【正义】竹叶气味俱清，而性轻扬，故泻上焦之热。欲清心火，宜用卷心之尚未舒展者，取其形紧而实，发于中心，能通心气故也。

**麦冬**

【赵注】清心火，润肺燥。

【正义】麦冬一本，直联多节，而有坚韧一茎之中心以贯之，故能入心而清心热。惟滋腻有余，殊非泻药，惟津枯喉舌干燥者宜之。

**芒硝**

【赵注】苦寒除热。

【正义】芒硝咸寒直下，无坚不破，荡涤腑实最佳，不可谓是心家之药。然邪去则正自安，故亦治上焦实火。

**炒盐**

【赵注】泻热润燥，补心。

【正义】咸是水之正味，以治心火，借此制南之法，确是泻火。而赵氏反谓补心，殊是误会。

**凉血**

【赵注】凉血亦不外泻火，但泻血中之火，则为凉血。

【正义】上文火实泻之条中已有之，此亦复出。

**生地黄**

【赵注】入心泻火，平诸血热。

【正义】此亦今之鲜生地，上文亦有此药。

**栀子**

【赵注】色赤入心，泻心经邪热。

【正义】栀子苦寒，而清心经之热者，以其本是坚实之物，且形圆而锐，极似心脏，气化最近，故能入心，非以其色也。乃赵氏谓为色赤而附会之，则栀子色黄，谁不知之，何苦为此欺人之语。此指鹿为马之故智，岂赵氏之家学，固当作此惯伎耶！

**天竺黄**

【赵注】入心经，泻热豁痰。

【正义】竹黄乃竹中精液凝结而成，聚于节内，而性质极轻，故入上焦，为清心化痰妙品。

### 标热发之

【赵注】不言标寒者，心经在上，非寒邪所能干，且心主血脉，邪入于脉，已非在表，有热无寒可知。

【正义】洁古之所谓标病，以本经之络脉而言，手少阴之气，本是君火，而厥阴则阴尽阳生，亦自化火，固多热症而少寒证。洁古于本经立标热一条，自是在经应有之病。然在经有热，于法当清，庶合阴平阳祕之正。若内有热而更发之散之，则火焰愈张，势必燎原莫救，譬如炉中炽炭，而举扇扬之，岂不焱焱炎炎，不可响迩，亦犹室中失火，不急扑灭，而反大开窗户以吐其焰，则风发飚举，其烬也可立而待。何意洁古于此，反以标热散之为用药程式，那不可怪？厥后高足东垣，立升阳散火一法，其源盖即本于易老此节散热之旨。然为阳郁于中，而表有寒邪，束之于外，所以热愈郁蒸，而阳无外泄之路，其见证则内热弥盛，表尚凛寒，所以有升、柴之治。初非专用以发在经之热，病形虽若相似，而有表无表，千里毫厘，万不可混，是东垣之青出于蓝者。而洁古此条，未免误会。考易老之学，最长伤寒。古治伤寒，必以善用表散为能手。史称刘河间病伤寒，自治不愈，得洁古医之而安。盖其生平之擅场在此，遂误谓在经之热，皆可泄散。究之心经有热，实是内生之火，既非外感，又无表寒，"散之"二字，太不可训。赵注谓心经在上，非寒邪所于，是为清初医家，伤寒足经，热病手经之说所束缚，亦不足据。如其清阳不振，心气自馁，岂非心经之寒症，上文桂心、细辛等味，岂非为心经虚寒而设，何得随文敷衍，前后不自照顾？又谓邪入于脉，已非在表，有热无寒云云，更是信口雌黄，如涂涂附。岂不知果是寒邪，入腑入脏，所在多有，何论血脉。本条只言标热，但以本经有热言之可耳，何必牵到反面去，而龂龂然强辩其必无寒病耶！

【补曰】心经热病，自当以清理为主，如栀子、连翘、竹茹、竹叶之类，能清心脏之火，亦可泄化在经之热。然上文泻火二条，固已概括无余，则于此再以标本分条，实是迭床架屋。盖心家在脏在经络之病，本难划分界限者也。

散火

【赵注】火郁则发之，升散之药，所以顺其性而发之，与解表发表之义不同。

【正义】心经有热，更投发散，本是洁古之误。而赵氏且能为之应声，只知迴护本师，不顾义理之难安。汉唐经学注疏，已成恶习，不图医界中亦复沾染及之。果如所言，升散之药，所以顺其性而发之，则火已炎炎，而可更顺其性，真是抱薪救焚之妙手。要知火性顺矣，其如黔庐赭垣，顷刻灰烬何？且可谓升散与解表不同，吾不知下文所收麻黄、柴胡之药，何故而能有异于解表发表，惜乎不能起双湖氏于九原，而一质证之以亲聆其解颐之妙语也。

**甘草**

【赵注】入汗剂，则解肌。

【正义】生甘草古称退热，是为虚热而言，易老列于散火条中，已是误会。而赵氏且能知是合入汗剂，可以解肌，大甘大腻之质，而能有此功用，异想天开，得未曾有。然果如其说，则仍是解表矣，然后知上文所谓与解表发表之义不同者，原来如此！吾恐仲景麻黄附子甘草汤之治少阴病，必与赵氏所见不同。

**独活**

【赵注】搜风去湿。

【正义】独活搜风，诚是主药，心经热病，夫岂所宜？

**麻黄**

【赵注】发汗解肌，兼走手少阴经。

【正义】麻黄轻疏达表，诚是发散之主药，然轻清上行，专泄太阳之表，而开宣肺气。从未有用之以发越心经之热者。仲景少阴篇用麻附细辛、麻附甘草二方，谁不知为足少阴经寒邪而设。不谓赵双湖独知其兼走少阴经，匪夷所思，令人骇绝！

**柴胡**

【赵注】发表升阳，平少阴厥阴邪热。

【正义】柴胡禀春初少阳之气，发越升阳，其性轻灵，透泄极迅，岂是热证可用之药？升阳散火汤，岂可治寻常之在经热邪，奈何赵氏既知是升阳发表，而又谓之平少阴、厥阴邪热，宁独从古未有之奇谈，且自矛自盾，直是谵言呓语矣。

**龙脑**

【赵注】辛温散热。

【正义】龙脑芳香大寒，能清实火，尽人所知。气辛能散，故风热用之。赵氏谓为辛温，虽本于李氏《海药本草》。（洁古《珍珠囊》亦谓性热，阳中之阳，非是）然"辛温散热"四字，不知何以连贯得下？宋文信国为元兵所执，吞脑子，不死。说者谓脑子药名，大寒，多食能杀人，即此。

# 小 肠

小肠，主分泌水谷，为受盛之官。

【正义】《素问·灵兰秘典论》（全元起注本此篇名十二脏相使）："小肠者，受盛之官"。《甲乙经·一卷·五脏六腑表里篇》则曰：受盛之府。（今《灵枢·本输篇》即本于此。）盖小肠之上，直接胃腑，胃虽受盛水谷而专司消化，然食物以渐而消，其运行即以渐而下，传导入于小肠之中，水谷精华，尚未吸收净尽，故小肠亦谓为受盛，而与于消化之职。今西学生理家言，谓小肠亦能吸取食物中之精液，其说甚确。观《素问》《甲乙经》皆谓之受盛之官，视如胃腑，无甚区别。可见上古之时，固知小肠专为受盛食物精液者，至汉魏以降，则只知胃能化物，已大失古人生理学之真传矣。

【正曰】宋金以降之论二便者，每谓小便自小肠而下，大便自大肠而下。一似水谷入胃之后，精者化津液以奉生身，而糟粕则并入小肠，乃分清浊，以成二便。因有小肠分泌水谷之语，遂指任脉脐下一寸之水分穴，谓正当小肠下口，大肠上口，是为小水与大便分道之处。然小肠下口，即是大肠上口，更无余窍以与膀胱相接，于是膀胱有下口，无上口，而气化渗入之说，从此发生。（甚有谓膀胱有上口，无下口者，尤其臆说，更不足据）考西学解剖家言，膀胱上源，有输尿管两道，自两肾而来，则膀胱确有上口，且有两路上口，是吾国医家所从古未知者。则小便之来，实由两肾，但入胃之水，何以入肾，则遍考译书，亦未能详，是不得不宗中医气化之说，按《甲乙经·营卫三焦篇》，言中焦亦并于胃口，出上焦之后，此所以受气，泌糟粕，蒸津液云云。（今《灵枢·营卫生会篇》，作"中焦并胃中，"则不可解，盖有讹误，宜从《甲乙经》为长。又作"此所受气者，"则文虽异而意则同，但出上焦之后，"后"字亦不可解，似当作"下"，庶几文从字顺）始着一"气"

字，似为小便由于气化一说之源始，则分泌糟粕，本于气化，在中焦胃口，已有此功用，固不待脐下而始分。又谓下焦者，别于迴肠，注于膀胱，而渗入焉。故水谷者，常并居于胃中，成糟粕，而俱下于大肠，而为下焦，渗而俱下，渗泄别汁，循下焦而渗入膀胱也。（今本《灵枢》"别于迴肠"句，无"于"字，"而为下焦"句，"为"作"成"，"渗泄别汁"作"济泌别汁"，则"济泌"二字不可解，亦宜从《甲乙经》作"渗泄"为长）则似小便渗入膀胱，乃在下焦，颇与上文中焦一节自相矛盾，其说难信。洁古此节，谓小肠分泌水谷，即用《灵枢》"济泌别汁"之意，然"济泌"二字，终不能晓，讹误显然，殆不足据。盖膀胱之水，既有来源，则渗入一层，仍是中医理想之辞，《甲乙经》此节，盖亦汉魏间人附会为之，必非上古医理真传。盖泌糟粕，蒸津液，已是中焦之职，明指胃腑言之，何以既下于大肠，再有"渗泄别汁，渗入膀胱"之语，复迭而不近于理。证以输尿管之自肾而下，可知泌分小水，必不在既下大肠之后。按西学言消化食物之器，由于胃底甜肉汁之功。（甜肉似肉非肉，似油非油，今江苏土语谓之胰脂油，东瀛人名之曰膵，膵字乃字书所无，而东瀛书中，且名之为膵脏）甜肉在胃底油膜中，而油膜连绵，包络胃与小肠，且与两肾联属。（两肾亦藏于油膜之中）寿颐谓：甜肉汁既能入胃而助消化，即由胃膜之微丝血管吸入，则胃中水液，盖即以此类油膜，吸收入肾，乃由输尿管直下膀胱，吾国气化分泌之说，其理当亦如此。而此类油膜，不独胃外有之，即小肠之外，亦复节节连属。可见消化传导，小肠既能助胃之所未逮，即水饮之分泌入肾，小肠胃部作用亦同。而输尿之管，源在肾中，则肾脏亦必有吸水之力，以聚入此管，直输州都。所以小水不利，清浊不分之病，吾国医学，亦知治在脾肾。而水肿一证，尤为脾肾两失其职。古今医验，成绩昭昭，更可证肾主输尿。中医虽无是说，而实未尝无是理，此分泌小水，必不能专属于小肠一腑，宁非信而有徵，再证以《经》言肾为胃关，关门不利则聚水一条，尤可知胃中水饮，必由肾脏传导，原是中医二千年前旧说，正不待西人输尿管之实有所见，而始发明。独惜吾国医籍，言之不详，则上古简编，零落殆尽，以致失传，本非中医缺典，犹幸一鳞一爪，尚可约略根据，堪与西人解剖之学互为证明，已足为上古医家，扬眉吐气。而宋金以后凿空之谈，竟无一非扪烛扣槃，自以为是，岂独不能为古学护法，且将举二千年前之国粹而湮灭之，宁不可叹！反令局外之人，窃视于旁，以笑我所学之黑暗。盖是近今数百年之医家自取之，吾不甘为上古神圣，受此诬蔑者也。

### 本病

大便水谷利，小便短、小便闭、小便血、小便自利，大便后血

【赵注】大肠主大便，膀胱主小便，而小肠兼主大小便，以分泌水谷也。

【正义】《甲乙经·经脉篇》小肠手太阳经为病，无以上诸证，洁古本未知肾有输尿之道，误认大小二便，皆由小肠分析，遂以二便为病，一例作为小肠本腑之病，此是洁古之大误处。赵双湖望文附会，竟似小肠一腑，下有两道，一入大肠，一入膀胱，则市虎三人，亦可证虚成实，此道黑暗，遂臻极步。须知经脉篇小肠条中，本未提及二便为病，可知古人病理之学，自有真传，诚非管窥蠡测之流所可同日而语。而近今学子，粗得新知识之皮毛，辄诋毁吾国医说之种种谬戾，庸讵知皆金元以下向壁虚构者为之，非古人之所能逆料者耶？

小肠气痛

【赵注】本腑病。

【正义】经脉篇本经亦无是证。洁古意中，盖谓小肠分泌水谷，小水渗入膀胱，即属小肠之气化作用，则苟其气化失司，当有气结作痛之病。寿颐按：腹部气结而痛，其证最多，古人均名为疝，并未指定小肠一府。今吾苏俗语，乃谓疝气为小肠气。寿颐习医以来，每笑

世俗庸医，不明生理，妄造病名。不意洁古明者，乃为导其先路，实则疝气结痛，部位诚在下焦，而病源则是肝家窒滞，络脉不疏，小肠不任其咎。试观古今疗疝方药，何尝治在小肠，即有用及淡渗利水之品，仍是疏泄膀胱之闭，不可误认为分利小肠者也。

　　宿食·夜热旦止

　　【赵注】以小肠为受盛之官。

　　【正义】宿食一证，虽亦非经脉篇本经所有，然宿食不行，消化失职，小肠固不能不任其咎。洁古补出此条，不为无见。尝考食物运行之理，向来谈医之士，辄谓胃主容纳，脾主运化，以消磨之，一似消食功能，唯脾脏独任其职，即胃亦行所无事者，更何与乎小肠之腑？要之，胃受水谷，纵能熟腐，不过消融而化作稀糜，即渐渐导送以达小肠，其时犹未吸收精液，而泌别渣滓，必递至小肠，始有吸取食物精华之能力。今西学家生理诸书，言之甚详，所以宿食不消，亦是小肠失其功用，不可仅认为脾胃之病。洁古独于小肠腑病条中，补此"宿食"二字，盖亦有见于食入小肠，犹未消溶，故得以宿食称之，以视大肠、直肠之专潴秽者不同，此洁古之见高于侪辈者也。惟"夜热旦止"四字，殊为无谓，夜热为病，源理不一，必不可概认为宿食之疴，即使因食积而发热，亦不必夜热旦止，不知伊如何有此奇语，甚可怪也。

### 标病

身热恶寒

【赵注】手足太阳同病。

【正义】经脉篇无此病症，洁古盖以太阳之经附会言之。要之，寒热为病，本是足太阳、手太阴二经之外感，非手太阳经之证。洁古于手太阴标病条中，录洒淅恶寒一证，又于足太阳标病条中，录发热恶寒一证，已极明备，则此处可删。赵氏何得更以足太阳，妄为比附？

嗌痛颔肿

【正义】经脉篇手太阳之脉为病，有此一证。以本经之脉循咽，又其支者，从缺盆上颊故也，是皆本经之痰热病。

口糜

【赵注】合胃经病，以脉循胃系也。

【正义】经脉篇无此证，以小肠手太阳之脉，不连口舌也。寿颐谓：口糜是脾胃热病，小肠之经，不当有此。赵谓合胃经病，亦不妥。须知小肠直接胃腑，肠胃积热上熏，当有此证，然是本病，不可认作经络之病。

耳聋

【正义】经脉篇有此证。本经之脉，至目锐眦，却入耳中也。

【补】目黄、颊肿

【补曰】经脉篇有此二证。以本经之脉至目锐眦，又至目内眦。其支者，从缺盆循颈上颊故也。

【补】不可以顾，肩似拔，臑似折，颈颔肩臑，肘臂外后廉痛。

【补曰】经脉篇有此诸证。以本经之脉，起于小指之端，循手外侧，上腕，出踝中，直上，循臂骨下廉，上循臑外后廉，出肩解，绕肩甲，入缺盆。其支者，从缺盆循颈上颊，故为此诸证，皆本经所过之部。"甲"今本《灵枢》作"胛"，是古今字。

### 实热泻之

【赵注】小肠承胃之下脘，而下输膀胱大肠。实热则不能泌别清浊，故用泻。下分二法。

【正义】小肠直接胃腑，水谷传入，尚未消化净尽。实热蕴结，则腑滞不通，泻热之法，固不可少，然小肠之体用，本与胃腑相似，则泻热之法，亦当如胃腑用药。洁古误认小水出于小肠，于下文气血分条，多用渗泄利水之品、本是误会，而双湖竟以下输膀胱大肠，尤其无知妄作。虽小溲来源出于肾脏，本非汉魏以后国医所知，然不能阙疑，而偏欲强不知以为知，终是所见之陋。

#### 气

【赵注】气分有热，则水谷不分。行水即以导热。

【正义】小肠气分有热，亦当清凉泄火，如泻心、清胃之例，方是正治。洁古仅录利水一派，终是误认。而双湖更以行水即是导热作注，意视小肠与膀胱同一作用，大失小肠真相。须知湿热互阻而小水不利之病，唯责之膀胱，洁古于膀胱泄火条中，录滑石、猪苓二药以为正式，则小肠此条，真是骈拇支指。且肠胃有热，不可渗利小溲。溲数则津液更伤，适以使大腑燥结，酿成阳明实结之大承气证。《伤寒论》明谓溲数则便难，可知热果在肠，而妄与利水导热，可为膀胱言，必不可为胃肠言也。

### 木通

【赵注】通大小肠，导诸湿热。

【正义】木通空松而味大苦，泄降宣通，诚是清泄心火，而通导小肠气分之药。

### 猪苓

【赵注】利湿行水。

【正义】猪苓以下五物，皆淡渗而分利小溲之药，湿热滞于膀胱者宜之。虽曰亦能导心与小肠之热，使之下行，然终非小肠专主之品。

### 滑石

【赵注】利窍渗湿，泻热行水。

### 瞿麦

【赵注】降心火，利小肠，行水破血。

**泽泻**

【赵注】利湿行水。

**灯草**

【赵注】降心火，利小肠。

**血**

【赵注】热入血分，则血妄行，清热所以凉血止血。

【正义】热入小肠血分，则津液干燥而转输迟滞，亦当如胃家实热之例，苦泄宣通，用调胃承气等剂。洁古录地黄、栀子、丹皮、赤苓，清泄凉血，以导心与小肠血分之热，下行为顺，理固不差，惟尚少破结攻实之药，则于小肠血分实热为病，尚未切合。盖洁古意中，只谓小肠功用，与膀胱相近，而终不知其亦有消化食物之力，终是未达一间。乃双湖赵氏，竟以热入血则血妄行作注，是竟以二便之血证，认作小肠腑病。岂知小肠自有血分热病，不得仅以下血论，即据洁古所录诸药言之，亦岂是专治血热妄行者耶？

**地黄**

【赵注】泻丙火，凉血生血。

【正义】地黄入血，以治血分实热，当用鲜地，泻火凉血，是彻上彻下，合三焦而一以贯之，不可谓专泄小肠之热者也。

**蒲黄**

【赵注】生行血，熟止血。

【正义】蒲黄生长水中，气味清芬，故能清血分之热，而行血中之气滞。失笑散专主瘀血腹痛，最有捷验，实非破血之药。炒黑能止血者，亦以水胜火之义，利于实火之失血，非可以治虚家不能摄血之下血也。

### 赤茯苓

【赵注】入心小肠，利湿热。

【正义】茯苓清热导水，赤者则入血分。

### 栀子

【赵注】泻心肺邪热，下从小便出。

【正义】栀子清热，其形团结，有似于心，故专泻心火。亦清小肠者，脏腑气化相通之义。赵谓泻心肺热，从小便出，说亦有理，但可为肺热说，不可为小肠说。

### 丹皮

【赵注】泻血中伏火，凉血而生血。

【正义】丹皮色赤，专清血分之热。

### 虚寒补之

【赵注】小肠属火，化物生焉。虚寒则失其职，故用补。下分二法。

【正义】小肠化物，是其固有之职，不必说到属火字上去，反有附会五行之诮。惟其腑气虚寒，即失运化专职，是以宜补。观洁古录白术、扁豆、砂仁、神曲诸物，正与补胃之义，同符合辙，斯能知小肠之真作用者矣。

气

【赵注】胃为小肠上流，胃气虚则湿流小肠，而水谷不分。调补胃气，即以补小肠之气也。

【正义】胃与小肠，功用本无大别，则所以补小肠者，自当与补胃之药，同一机杼。双湖必以湿流小肠，水谷不分作注，其误最大。

**白术**

【赵注】燥湿和中，益阳补气。

**楝实**

【赵注】导小肠热，引心包相火下行。

【正义】楝实清君相之火，殊非本条虚寒补之之义。赵氏竟以导热作注，而忘了此段乃在虚寒条中。双湖颠顸，何其一至于此？

**茴香**

【赵注】开胃调中，疗小肠冷气。

【正义】茴香温脾胃之寒，即以助小肠运化之用。

**砂仁**

【赵注】快气调中，通行结滞，入大小肠。

【正气】砂仁快脾胃之气，亦即助小肠化物之功。

**神曲**

【赵注】调中开胃，化水谷，消积滞。

【正义】神曲推陈致新，能助胃肠消化。

**扁豆**

【赵注】调脾暖胃，消暑除湿。

【正义】扁豆亦健脾养胃之品。

【补曰】小肠以运化助胃之下流，即以疏通渣滓，传导而入大肠。则凡能助消化，而利气行滞者，皆可为小肠补气之药，如青皮、乌药、木香、香附、智仁诸物皆是，正不必专以白术、扁豆之属，始谓之补。洁古此节，采录神曲一物，其旨颇高，以通为补，深得用药精义，若以俗子眼光观之，必曰神曲消导，非补药矣。

**血**

【赵注】血分寒虚，则多凝滞，补阳行气，所以活血而补血也。

**桂心**

【赵注】辛走血，能补阳活血。

**延胡索**

【赵注】行血中气滞，气中血滞。

【正义】延胡索活血而能行气分之滞，疏通气血，流动化机，情性与香附相近，俗子仅知其能破血，畏之而不敢用，诚有负此活泼灵通之妙药。然毕竟能走不能守，洁古竟欲以补虚寒，则于此物分量，亦不甚称。惟因虚而气机迟滞者，用以辅佐温和疏畅诸药，燠恢之而利遄行，未始非补益之义耳。

### 本热寒之

【赵注】不言本寒者，虚寒已见上条，省文也。

降火

【赵注】小肠与心为表里，心火太旺，往往下传于小肠。降心火，所以清小肠之上流也。

【正义】小肠旧称火腑，正以其有化物之功，体用皆属于火。若壮火太盛，郁热不行，自当清而导之。寿颐谓清小肠之火者，用药必与清胃相似，洁古录芩、连、栀、柏诸物，以清本腑之热，分量甚合。顾不曰清火而曰降火者，盖以腑气宜通，清之即所以降之，义亦无甚区别。何赵氏必以降心火，清上流为说，置本腑之见证于不顾，反征之于表里相传，岂非舍其近而图其远？立论虽似深入一层，然迂远不切，终是附会，岂芩、连、栀、翘、黄柏止治心火，不能清小肠者耶？

### 黄柏

【赵注】泻相火，补肾水。

【正义】黄柏泻火是矣。谓之补肾，终非正旨。

### 黄芩

【赵注】苦入心，寒胜热。

【正义】芩连清火，绕上中下三焦而一以贯之。赵氏必以苦入心为解，反觉拘迂太过，执一不通。

### 黄连

【赵注】大苦大寒，入心泻火。

### 连翘

【赵注】形似心，入心经气分而泻火。

【正义】连翘象心，而质轻中空，故专清心热，泻上焦。洁古录入此条，则亦以心与小肠表里传化之义言之矣。

### 栀子

【赵注】泻心肺三焦之火。

【正义】栀子形似象心，而坚实之性，可以下行，故能清心，而导火下泄，亦未始不理下焦之热。

### 标热散之

【赵注】阳邪中上，阴邪中下。手太阳经脉在上，非寒邪所能干，故只言标热。

【正义】手之三阳，从手上行，会于头面，经络受病，自有风寒风热两途。洁古此条，虽只言标热，然下文所录诸药，藁本、羌活、防风、蔓荆，皆含有温升气象，以散风寒，最为合辙。若曰风热上乘，则宜荆芥、薄荷、蒺藜、桑叶等之辛凉，此几微疑似之间，尚有不可含混者在。但宋金元明疏散之法，本皆通用辛温，不若近人精密，此不必为洁古讳，亦不可为洁古咎者。赵氏必以手经在上，非寒邪能干立论，是为清初人伤寒足经温热手经之谬说所误，看似分明，实则大谬，不足征也。

解肌

【赵注】阳邪每多自汗之证，故不用发表。且小肠经专主上部，与足阳明解肌不同。

【正义】仲景之所谓解肌，本是轻疏肌表之意，但与发汗之"发"字，有轻重之别，肌即是表，无两层深浅之分。

**藁本**

【赵注】辛温雄壮，为太阳风药。

【正义】藁本升阳，直透巅顶，非感寒头痛，不可妄用，实非散热之药。赵注谓太阳风药，诚是，然只宜于足太阳经之畏寒头痛，不当以两太阳混合言之。

**羌活**

【赵注】搜风发表。

【正义】羌活气味雄烈，升阳极猛，惟宜治寒，不可误治温热。赵谓搜风发表是也，此可证洁古之所谓解肌，原与表散无别，何以赵氏注解肌二字，必曰不用发表，而于此则又作是说，同在一条之中，而可出尔反尔，自盾自矛，师丹善忘，何其一至于此！

**防风**

【赵注】解表去风，主上焦风邪。

【正义】防风散风解表，是风家主药，不可以为专主上焦。

### 蔓荆

【赵注】轻浮升散，主上部风邪。

【正义】蔓荆子乃是专散头面风寒之药。

# 膀　胱

膀胱主津液，为胞之腑，气化乃能出，号州都之官，诸病皆干之

【正义】《素问·灵兰秘典论》谓："膀胱者州都之官，津液藏焉，气化则能出矣"。《甲乙经》亦谓："膀胱者津液之腑"。（《灵枢·本输篇》同）皆是古书，习医者久已奉作圭臬，又孰敢谓为不然。然试平心论之，"津液"二字，当以水谷精华而言，所以滋养百骸者，至可宝贵。若膀胱储蓄之溺，则是撷尽精华之余沥，本属弃材，必与津液意义，不能相称。气化一层，以膀胱上源言之，肾中自有输尿之管，而肾之上源，则从何输入，虽今之西学家亦未能明言其理，不得不仍用吾国气化之旧说，然只可谓是从气化而入，不当谓之气化能出，所以闻喜杨氏袚田（字米裳）谓"气化"二字，粗看似有理，细审乃大误，溺之出也，以满而放之，非临时由气凝水而成溺也。有时肺气不降，则癃而不出，然化与降义相远，不能附会云云。其说甚精，其理甚确。

（此说见山西太原中医改进研究会《医学杂志》第一期）
寿颐谓：小溲癃闭，亦有因于膀胱阳气无权一证，以桂枝通太阳之阳，则其溺立下，似不能谓膀胱泄溺，无关气化，然毕竟此身运用，无非大气之斡旋。若独以此窍属之气化，究嫌不确，此旧说之必不可拘泥者。而"州都之官"四字，亦不可解。洁古此条，虽与古有征，然以言生理，殊嫌不切，所当存而不论，不可强作解人。又谓诸病皆干之，语意太泛，毫无可证。然推测洁古意中，盖指太阳经为四时外感病之第一步，故以为诸病皆可干之，究竟空空洞洞，徒令人莫明其妙耳。

### 本病

小便淋沥，或短数，或黄赤，或白，或遗失。

【赵注】膀胱主小便，诸病皆本腑病。

【正义】经脉篇不言以上诸证。盖小便虽以膀胱为储蓄之腑，然溲便之变，具有渊源，不当专责于膀胱之腑，惟溲在胞中，闭不能出一证，始可谓之膀胱腑病。洁古竟以淋沥、短数、黄赤、溲白、遗溺诸病，一概归之本腑，则立论太嫌泛滥，且独不及癃闭一候之病在膀胱者，何以不辨菽麦如此！

或气痛

【赵注】本腑病。

【正义】小腹气痛，即是七疝之病，《内经》明言：

任脉为病，男子内结七疝，女子带下瘕聚。知古人决不以少腹气痛认作小肠膀胱之病，所以经脉篇本条无此证，此洁古之误也。

### 标病

发热恶寒

【赵注】太阳主表。

【正义】太阳禀寒水之气，外寒感冒，先犯太阳之经，故恶寒而发热，《伤寒论》之太阳病，固本经之标病也。

头痛

【正义】此太阳感寒之头痛。膀胱足太阳之脉，上额，交巅上；其直者，从巅入络脑，故经脉篇本条言是动则病冲头痛，即《伤寒论》太阳病之桂枝汤证、麻黄汤证。而非其他之一概头痛，皆属于足太阳经也。

腰脊强

【正义】足太阳之脉，下项，循肩膊内，侠脊，抵腰中，入循膂，络肾。故经脉篇本条言是动则病脊腰似折，不可以曲。（今本《灵枢》作脊痛，腰似折，髀不可以曲。《甲乙经》无"痛"字、"髀"字。寿颐按：髀是股上大骨，无所谓曲。《甲乙经》无"髀"字，则不可以曲，连上文腰似折而言之。《甲乙经》是也）然太阳受寒而为此证，亦是腰脊牵强之一端，而肝肾阴亏，腰曲肩随者，又不可概以为是足太阳之经病也。

鼻塞

【赵注】内眦近鼻。

【正义】足太阳之脉，起于目内眦，诚近于鼻。经脉篇本条，虽不言鼻塞，而亦有鼽衄一证，似鼻亦为本经所过之部，赵注内眦近鼻，不为无见。然脉虽起于目之内眦，而上额交巅上，究竟不及于鼻。惟外感初步，足太阳经之表病，往往与手太阴经见证，相因而至，诚以肺主皮毛，感邪乍受，皮毛首当其冲，则鼻塞声重，咳嗽鼽涕，皆是肺病。寿颐颇疑经脉篇以鼽衄属之太阳，已未免误会，洁古于此录鼻塞一证，盖即从经脉篇鼽衄而连类及之耳。

足小指不用

【正义】本经循行，至足小指外侧爪甲角至阴穴而终。

【补】目似脱

【补曰】经脉篇有此证，以本经起于目之内眦故也。

【补】项似拔

【补曰】经脉篇有此证，以本经循行，入脑，还出下项，故项强为足太阳病。

【补】腘如结，踹如裂，是为踝厥

【补曰】经脉篇有此诸证，以本经循行，合于腘中，下贯踹内，出于外踝之后也。

【补】痔

【补曰】经脉篇有此证，按本经循行，从腰中下贯臀，入腘中，并不及于后阴。似痔之一证，非本经为病。且即以病理言之，痔皆是直肠为病，更与足太阳经无涉。恐是昔人有所误会，是宜存而不论，不可强解。

【补】疟

【补曰】经脉篇有此证，按疟之为病，虽诸经多有，然溯其源始，未尝不因感寒而起，是当以足太阳经为第一步，故古人以为本经之病，亦犹伤寒之先犯太阳也。

【补】头、囟、项、头间痛，（今本《灵枢》项下无"头间"二字，兹从《甲乙经》）项、背、腰、尻、腘、踹、脚皆痛。

【补曰】经脉篇有此诸证，皆本经所过之部也。

【补】目黄泪出

【补曰】经脉篇有此证，以本经起于目内眦也。

【补】狂颠疾（颠，今本《灵枢》作"癫"。兹从《甲乙经》。按：癫字亦即巅顶之巅，与颠无别，此古今字。）

【补曰】经脉篇有此证。古人盖谓本经循行，上额交巅上，故以狂颠为足太阳病。寿颐按："颠疾"二字，《素问》屡见，王启玄注谓上巅之疾，凡颠、痫、狂诸病，古书皆只作"颠"。加广则作"癫"。《说文》：癫，病也。《广雅·释诂》：癫，狂也。《玉篇》：癫，都贤切，狂也。又痫，小儿瘨病。至《广韵》乃有"癫"字，为瘨之重文，注曰上同。近人莫枚士《研经言》谓：癫之言蹎。蹎，仆也，凡物上重下轻，则仆。故人病气聚于头顶则患蹎。寿颐谓：凡眩晕昏瞀倾跌，皆阴虚于下，阳浮于上，以致猝然昏仆。莫氏以上重下轻为释，最合病情病理。《素问·脉解篇》太阳所谓癫疾者，阳尽于上，而阴气从下（寿颐按："阴气从下"四字不可解，盖传写有讹误），下虚上实，故癫疾也。说明真理，确切不移，是以西国医家，据解剖所见，病此死者，脑中有死血及积水，而断为血冲脑经所致。实与吾国古籍，彼此符合。可见此为脑神经病，以气血上冲，激动震撼，因而失其知觉运动之常，不能自主。寿颐据此，窃谓是证不在十二经络脏腑范围之内，不能以足太阳之脉交巅上，而误认作太阳经病，惟脉解篇明谓之太阳巅疾，厥论亦言巨阳之厥，发为眴仆，似乎病属太阳之经。《经》有明文，何能翻案？要知此两节之太阳、巨阳，言其阳气太盛，故曰太阳，犹《易》之两仪生四象，有老阳、少阳、老阴、少阴之分。《素问》中言春为少阳，夏为太阳，秋为少阴，冬为太阴，即是此义，原与十二经络之太少阴阳无涉。（今本《素问·六节脏象论》篇：阴中之少阳，通于春气；阳中之太阳，通于夏气；阳中之少阴，通于秋气；阴中之太阴，通于冬气。四节太少阴阳字有误。宋人新校正已言之。）著至教论亦言：太阳者，至阳也。此"至"字当作"极"字解。惟其阳气至乎其极，故气血升腾，交并于上，冲动脑经，此是真理，万无可疑。而经脉篇足太阳经为病，乃有此"狂癫疾"三字，明与《素问》颠疾诸条不能一贯，此是后人误认脉解篇之太阳巅疾，厥论之巨阳眴仆，以为此即太阳经病，因而窜入经脉篇中，决非周秦以前旧说。莫枚士别有一论，误认经脉篇此句，遂谓癫疾自足太阳经来云云，正以经脉篇有此三字，遂坠其术中而不悟。此吾国医书，所以最不易读也。

### 实热泻之

【赵注】膀胱主津液，实热则津液耗散，泻之所以救液也。下一法。

【正义】膀胱以泄导小便为专职。实热壅塞，而小水不通，滑泄通利，可泻实热，名正言顺，本极直捷爽快，何必远远说到救液上去？要知膀胱为津液之府，义本难通，泻去实热，原欲泻出其溺，淡渗利水之药，岂可作为救液之法？双湖糊涂，真不可及。

泄火

【赵注】水不利则火无由泄，行水所以泄火。

### 滑石

【赵注】淡渗湿，寒泄热，下走膀胱而行水。

【正义】滑石寒滑，重坠通利，故直入下焦，清泄湿热而通淋浊。

### 猪苓

【赵注】除湿泄热，下通膀胱。

【正义】猪苓味淡，专利小溲。惟淡渗之品，泄热极灵，伤液亦易，必湿热阻滞，水道不畅者，宜此以开泄沟渠之潴秽。而津液已耗，便难溲短者勿用。此外如车前、通草、茵陈、瞿麦、灯心、泽泻之属，情性大同，可以隅反。凡膀胱热结，而水道涩滞者，似此淡渗清热之药，皆可为膀胱泻火行水之用，然洁古于此，只收滑石、猪苓，不及其他，岂泻热只有利水，利水别无他物，而知、柏、苓、地等物，皆不能泄膀胱之火耶？盖以下文有本热利之一条，遂虑其复迭而不收他药，究竟实热泻之，果与本热利之，有何区别，何以赵氏之法，必欲强为分晰，故作曲笔，而卒无实在精义，亦只觉其徒多辞费耳！

### 下虚补之

【赵注】膀胱气化乃出，或热或寒，皆能伤气。气虚则下焦不固，故用补。下分二法。

【正义】膀胱所以藏溺而泄溺，热甚伤阴，则下焦之津液涸，而小便秘涩；虚寒不固，则开阖之锁钥废而关闸尽撤。洁古分寒热两层以补膀胱，其理极浅极显。而赵氏说到气化上去，反觉迂远。

热

【赵注】热在下焦，乃真水不足，无阴则阳无以化，宜滋肾与膀胱之阴。

知母

【赵注】润肾燥而滋阴，为气分药。

【正义】知母寒润，最清肺胃及肝肾之燥热，肺热则气不下降，而水道之上源绝，此膀胱燥热之因于肺失清肃者，亦小便不利之一证，又肾燥则输尿管亦失其职，而膀胱亦燥，知母能清膀胱之热，其旨如是。

黄柏

【赵注】泻膀胱火，补肾水不足，为血分药。

【正义】知柏清下焦之火，仍是泻膀胱之实热。昔人每称为滋阴之品，以其清邪热而真阴乃安，是热去而阴液自能滋长之意，然竟认作滋补，大有语病。古今阴虚劳怯之证，不知为此二字，断送几许人命！不意洁古高明，亦列于补虚条中，真是以泻代补，不得不谓之荒谬，甚至独列此二物，以为补虚，则又何怪俗医专以"滋阴降火"四字，日演此不血刃之惨剧！而赵双湖犹以润燥滋阴泻火补水之说，强为气分血分之辨，抑亦末矣！

寒

【赵注】虚寒则气结下，或升或散，皆所以通其气。虚寒则元气不固，或温或涩，皆所以固其气。

【正义】膀胱虚寒，或为滞结而窒塞不通，或为不约而溺床遗失。温和燠煦，所以疏达其气机；温养酸收，所以固摄其关闸。若有脾胃清阳，陷入下焦者，则补脾胃而升举下陷之阳，亦治下焦虚寒之一法。赵谓温涩所以固气，升提所以通气，固是各有一义，但散之一字，只可以治太阳在经之表寒，非所以治在腑之虚寒，不可不知区别。

### 桔梗

【赵注】开提气血，载药上浮。

【正义】桔梗苦泄，能通治上中下三焦气分之滞，本非可补虚寒之药，惟阳虚者其气必结，洁古录之于膀胱条中，盖亦能知其有疏通下焦气分之功。但开泄宣通，断非升提上行之药，细绎《本经》，其旨可见。洁古独称之为诸药舟楫，本是误会。（说详拙编《本草正义·山草类》桔梗本条）赵双湖于此，亦谓开提气血，载药上浮，则细问与本条膀胱之腑，尚能相合否耶？

### 升麻

【赵注】能升清气于至阴之下。

【正义】升麻能升脾胃下陷之清阳，下元虚者大忌。洁古于此以为治膀胱之虚寒，非审证明白，不可浪用。盖闭癃及遗溺之病，自有脾阳下陷一候，然不可多得，非凡是膀胱之虚，皆宜升清也。

### 益智仁

【赵注】涩精固气，缩小便。

【正义】益智温养下元，固涩精气。若下虚不摄，而为遗浊、溲数诸证，始为相宜。苟有湿热，即多流弊。洁古录此于虚寒条中，极合分寸。

### 乌药

【赵注】辛温顺气，治膀胱冷气。

【正义】乌药温煦气机，而淡泊不燥，亦上中下三焦气分通治之药。

### 萸肉

【赵注】固精秘气，缩小便。

【正义】山萸酸收温涩，能收摄肝脾肾真阴之涣散，用于下焦虚寒之证最合。盖膀胱以阳和敷布而小便始调，实热则液干而溲少，治宜清利，虚寒则水澄而溲多，治宜温涩。故高年阳气既衰，及小儿稚阳未长者，夜必多溺甚至自遗，则摄纳膀胱，必用温养收涩之药，如韭子、覆盆子之类，皆治膀胱之虚寒，固不仅萸肉、益智可以固护其阴阳。惟虚热扰之，亦有关门缓急，而为不约，或遗尿者，则当分别论治，不可误施。


## 本热利之

【赵注】不言本寒者，已见补虚条中，省文也。

降火

【赵注】水在高源，上焦有火，则水源绝。清金泻火，亦补母之义。前虚热条中所载，乃正治法，此乃隔一治法，互文也。至行水泄火，惟实者宜之，已见前泻实条中，与此条有别。

【正义】前之利水泄火，固是泻实。然此条本热，亦何尝非实热，洁古本未免有复迭之弊，栀子、柏皮、丹皮、地骨，何一非泻实之药？赵氏谓其有别，吾未见其能别也。至渭水出高源，其说固自有至理，凡膀胱不利而为癃闭之证，但知清热通利，未必皆效，惟开展肺气，以通气化之上源，则上窍通而下窍自泄。如一壶之水，仅有在下一窍，则虽倾之而滴水不流，必为之开一上窍，则下窍遂利，此所谓下病求之于上者也，故杏、贝、葶、蒌、紫菀、百部、兜铃、霜叶等之开肺者，相其虚实，择用一二，以合于导水药中，则水源既开，无不捷效，此则赵氏注之所谓隔一治法，然洁古所录之药，则尚未之及也。

### 地黄

【赵注】苦寒泻火，入手足少阴。

【正义】地黄泻火，以清膀胱之热也。赵氏加一"苦"字，未免不切。且何尝专入手足少阴。

### 栀子

【赵注】泻心肺邪热，从小便出。

### 茵陈

【赵注】寒胜热，苦燥湿，入足太阴。

【正义】茵陈善导脾胃湿热，清利小水。

### 黄柏

【赵注】泻相火，补肾水。

【正义】此为清泄膀胱之火而用之，何必仍说到补肾上去。

### 丹皮

【赵注】入手足少阴，泻血中伏火。

【正义】丹皮清血分之火，合诸脏腑而一以贯之。若拘泥其只入手足少阴，反觉胶柱鼓瑟，执一不通。

### 地骨皮

【赵注】降肺中伏火。

【正义】地骨深入土中，阴寒成性，故专清阴中之热。治下焦相火，尤合分量。赵注抵觉呆板太过，全无活泼灵通气象，大失药性之真。

### 标寒发之

【赵注】不言标热者，寒邪中下，初入太阳，犹未变为热也。

【正义】太阳之气，本是寒水，寒邪初感，足太阳之经，首当其冲，《伤寒论》六经次序，所以讬始于太阳者，正以寒邪必先入太阳故也。太阳之证，必以恶寒为提纲，是太阳只有标寒而无标热。若温热之感，则未必皆从太阳始免。赵谓寒邪中下，仍踵伤寒必传足经之误。

发表

【赵注】太阳主表。寒邪入表，急宜驱之使出，故发汗之法，较解表尤重。

【正义】寒邪在表，是宜发而散之，发即解也。赵注谓有轻重，入邪魔矣。

麻黄

【赵注】辛温发汗，去营中寒邪。

【正义】麻黄体轻而善发，太阳无汗恶寒者为主药，不可泥死“营卫”两字。

桂枝

【赵注】发汗解肌，调和营卫。

【正义】桂枝辛温，其力最薄，故解肌肤之风寒，不能发大汗。

羌活

【赵注】搜风胜湿，入足太阳经。

【正义】羌活气味雄伟，温而且燥，性烈善行，发太阳之汗，视麻黄、桂枝而尤猛。仲景不用，殆嫌其辛燥已甚，不若麻黄、桂枝之驯良。洁古制九味羌活汤，俗人必谓后出之方，比仲景法为平淡近情，而不知其刚烈过之。陈修园谓服之得汗有二弊，不得汗亦有二弊，

其说甚确。（详见拙编《古今医案评议》第一种感冒误表条）

**防己**

【赵注】通腠理，疗风水，太阳经药。

【正义】防己逐湿，内则护脾土而使不为湿困，为其能防堤己土，故名之以其能。外则疏腠理而去湿利水，此是足太阴经主药。洁古采入此条，殊为不类，而双湖竟能为之应声，直曰太阳经药，抑何昏愦至于此极。

**黄芪**

【赵注】无汗能发，有汗能止。

【正义】芪专走表，然非太阳经药，补气实表，专能止汗。洁古乃列于发表队中，殊为可骇。然无汗能发，有汗能止二语，确出洁古之书，岂洁古意中，欲以芪之善于行表者，领表散之药，以达皮毛耶。

**木贼草**

【赵注】发汗解肌，升散火郁风湿。

【正义】木贼轻扬空松，形质与麻黄相似，故性亦近之，能发太阳之表。

**苍术**

【赵注】发汗除湿。

【正义】苍术气味芳烈，为湿家要剂，彻里彻表，一以贯之。虽能发表，然非湿盛者不可浪用。是太阴脾经之药，不可认作太阳通治之法。寿颐按：足太阳经为表病第一步者，以太阳禀寒水之气，寒邪感人，同气相应，故必先袭太阳，此《伤寒论》之所以首列太阳病也。然亦只桂枝、麻黄，为太阳表证专药，气味轻灵，能发汗而无燥烈之弊，所以遝古相承，定为不祧之祖。自宋金元以后，医学日芜，过于重视仲景之书，遂疑麻桂为猛剂而不敢用，乃制羌活、苍术等方，以代麻、桂，谓为四时发表之通剂，其意必曰此较仲景之方为轻，而不知燥烈慓悍，实是过之。抑且羌活、苍术等之发汗，是发寒湿之汗，已非风寒轻感，所能通用。而风温暑热为病，皆是万万不可发汗者。虽其身热头痛，亦或畏寒，确是太阳表病，又岂此类套方可以妄试？而乃认作四时发表之通剂，然乎？否乎？洁古此条，以羌活、苍术列入太阳发表队中，大失仲师本旨。且黄芪亦不能认作发汗之药也。

# 肾

　　肾藏智，属水，为天一之源，主听，主骨，主二阴。

　　【正义】肾居北方太阴之位，于时为冬，合德于水。（此太阴以阴气旺盛言之，犹《易》学家之所谓老阴。

《素问·金匮真言论》以肾为阴中之阴者，即是此义。六节脏象论谓：肝为阴中之少阳，通于春气；心为阳中之太阳，通于夏气；肺为阳中之少阴，通于秋气；肾为阴中之太阴，通于冬气。以肝心肺肾四脏所禀阴阳之气，分别太少，与十二经络之太、少阴阳，各是一义，不可混同。今王启玄注本六节藏象篇作"肺为太阴，肾为少阴"，是浅人误以经脉之太少阴，妄为窜改，乃与心为太阳，肝为少阳之义，不相符合，自乱其例，古人必不如此。宋校正据《甲乙经》、全元起、《太素》三本以正其误，其说甚是，可知启玄所据之《素问》，纰缪甚多。王氏只知望文生义，强为附会，殊不足据）然体虽属阴，而相火寓焉，以水为体，以火为用，阴阳二气，包含涵育于其间，所以为先天之根本，生命之窟宅，是即《易》学家先天太极之原理，阴阳水火，混融未分，元气氤氲，蕴藏不露，既不能显言其是水是火，即不当区别其为阴为阳。形虽两枚，体用一致，固生理之最可信，而亦事理之至明白者。《素问》《甲乙经》《太素》诸书，从未以左右两肾分别言之，是其明证。自《难经》有"两肾者，非皆肾也。其左为肾，右为命门"之说，而一脏几有两脏之别，已未免节外生枝，骈拇支指之谬，殊与上古医说不侔，岂是古人真旨？然其言曰：命门者，谓精神之所舍，原气之所聚也，男子以藏精，女子以系胞，仍是两肾共有之体用。又谓：其气与

肾通。则虽强立命门之名，而左右两肾，尚未有水火阴
阳，各居一宅之说。故叔和《脉经》虽以两肾分诊左右
两尺，列为两条，而其文大同，亦未有水火之界限。(今
本《脉经》肾部右手关后尺中一条之末，有"左属肾，
右为子户，名曰三焦"十二字，更是不伦不类，断为妄
人窜入，必非旧本所有，说详拙编《脉学正义》)即《脉
经》《千金》论肾脏虚实，亦不以水火二气，分别畛域。
洁古此书，独于肾脏之中，别出命门专条，竟以一水一
火，两两对峙，未免故为立异，实则火之盛衰，水之邪
正，固皆本脏之专职，不能以肾与命门，分树标帜。试
观下文肾之本病，及命门本病两条，颇多复出之证，从
可知二者之必不能划定鸿沟，反以贻迭床架屋之累也。
寿颐窃谓不如以下文命门条中"相火之原"四字，并入
本条"天一"句下，庶几先天元始，水火阴阳，混含于
大冶之中，较为园相。

## 本病

### 诸寒厥逆

【正义】肾为寒水之脏，而真火即涵育于其间。如
能阴阳和同，水火相济，则水寒亦无偏胜之虑。惟肾家
真阳无权，致令寒水之气泛溢无制，则为寒厥。此阴霾
太盛，真寒之病，与外感寒邪，只在经络者不同，故为
本病。经脉篇是主肾所生病者，痿厥嗜卧之厥，即寒

厥也。

骨痿

【正义】肾者主骨。《素问·痿论》谓：肾气热则腰脊不举，骨枯而髓减，发为骨痿。又谓：肾者水脏也，水不胜火，则骨枯而髓虚，故足不任身，发为骨痿，故《下经》云：骨痿者生于大热也。寿颐按：痿论之所谓骨痿，专以水衰火亢，消烁骨髓立言，是因热而成痿。然肾水不充，不能荣养筋骨，而骨为之痿者，证自不少，固不必皆由火亢所致。经脉篇肾足少阴脉，是主肾所生病者条中，有痿厥一证，固指骨痿言之也。

腰痛，腰冷如冰

【赵注】脏病及腑。

【正义】经谓：腰者肾之府。盖亦肾所居，正当腰之部位，故以腰为肾府，犹言肾所安宅之部耳。肾脏虚寒，腰膂未有不痿疼清冷者。故腰痛腰冷，确为肾脏本病。此证乃经脉篇所未言，而洁古补出者。然经脉篇有脊股内后廉痛一条，则脊痛固包涵腰痛言之也。

足胻肿寒

【赵注】水气下注。

【正义】肾足少阴之脉，循胻而上，故胻之肿寒，皆属肾病。然此以经脉所过言之，是经病。洁古之例，当为标病，不当列于本病条中。

少腹满急、疝瘕

【赵注】肾主下焦，少腹肾所治也。

【正义】少腹满急疝瘕，本是肝络窒滞为病。然正惟肾液不足，水不养肝，而肝络乃滞。洁古列为肾病，推本言之，自有至理。赵氏仅谓肾主下焦，太觉浮泛，则非洁古本旨。

大便闭泄

【正义】肾开窍于二阴。阖而不开则便闭，关闸不守则便泄。

吐利腥秽

【正义】此指霍乱之上吐下泄者。脾肾无权，中州大气猝然缭乱，以致腹痛而吐泻无度，确为肾脏无阳之本病，故肢冷，面青，唇舌无华，脉微或伏，非大剂四逆回阳，不及挽救。然其所吐下者，皆清澈而无秽气。兹曰腥秽，则惟湿热蕴积之霍乱为然，殊非肾家之病。此中病理，正是虚实寒热，判如霄壤，必不可混淆不清，指鹿为马。洁古既以吐利列入肾脏本病条中，则"腥秽"二字，必有误会，不可不正。

水液澄澈清冷，不禁

【赵注】肾主二阴。

【正义】肾脏无阳，则大小便皆澄彻清冷。且肾主闭藏，肾气不摄，则关闸废弛，故为二便不禁。

消渴引饮

【赵注】火旺伤水。

【正义】此阴火上炎，灼烁津液，饮一溲二之下消证，故为肾之本病，与肺火胃火之上消、中消二者不同。

【补】饥不欲食

【补曰】经脉篇肾足少阴之脉，是动则病饥不欲食。寿颐按是证脾病为多，本不全系肾脏之病。唯肾中真阳，不能上承，则脾胃消化之力必弱，固亦应有之义。隋杨上善注《太素》，谓少阴脉病，阴气有余，不能消食，故饥不能食也。寿颐按《太素》三十卷，其经文不知何人编次，节取《素问·针经》以类相从，与皇甫士安《甲乙经》同例，其注则隋杨上善所作也。《旧唐书·经籍志》，《新唐书·艺文志》皆有:《黄帝内经太素》三十卷，隋杨上善注。宋林亿等据《甲乙经》及全元起注本《素问》及《太素》，以校正王注《素问》者，即是此书。凡字句有异者，往往《甲乙经》及《太素》为长。顾其书久已无闻，乾隆间《四库书目》，尚未著录。近二十年前，浙西袁爽秋氏，始据杨守敬氏东瀛传抄之不全刊行。定海黄元同以周氏亦有旧抄《太素经》校本叙文，（见袁刻《太素》附录）亦谓得自日本旧抄，谓系彼国仁安二年校本，即中国南宋之乾道时，所缺卷页，与袁刻同。民国甲子，黄波肖北丞孝廉，又据别一东人抄本，校正袁刻，用宋人书法，精缮成帙。湖北巡阅使肖耀南，为之精刻于武昌省域。寿颐曾得武昌中医学会同人持赠一部，可以考见袁刻小有讹误。尝以袁、肖两刻之《太素》，对校今本《素问》，则异字甚多，始知王启玄所据之本，殊非善本，而今之《灵枢》其出尤晚，又少善刻，讹误更多。且启玄之《素问注》，甚多肤浅纰缪，远在杨氏之下，残缺之余，尤堪珍贵，正不仅物希之可宝也。

【补】面黑

【补曰】经脉篇有此证。黑为肾之本色，肾脏受病，故色见于面。今本《灵枢》作"面如漆柴。"《甲乙经》及《脉经》作"面黑如炭色"。《太素》作"面黑如地色"。杨上善注：以阴气盛，故面黑如地色也。

【补】咳唾则有血，喝喝而喘

【补曰】经脉篇有此证，是肾虚气逆上乘之病。而，《太素》作"如"。杨上善注：唾为肾液，少阴入肺，故少阴病热，咳而有血，虽唾喉中不尽，故呼吸有声，又如喘也，喝呼葛反。（喝喝，《脉经》作"喉鸣"，盖叔和所改。）

【补】目䀮䀮如无所见

【补曰】经脉篇有此证。肾开窍于目，目之瞳神，即是天一之真水，肾水不充，目无神采。䀮䀮，《太素》作"眪眪"。杨注：目精气散，故眪眪无所见也。眪，莫即反。

【补】心如悬，若饥状

【补曰】经脉篇有此证。若饥，《太素》作"病饥"。杨注：足少阴病，则手少阴之气不足，故心如悬饥状也。寿颐按：心为血液之总汇，肾水既亏，血液未有能充足者，心又何恃而不病？正不必附会少阴之气，互相贯注也。

【补】气不足则善恐，心惕惕如人将捕之

【补曰】经脉篇有此证。此亦肾水心液两两不充，则正气自馁，而恐慌生矣。杨注《太素》：肾主恐惧，足少阴脉气不足，故善恐，心怵惕。

【补】上气

【补曰】经脉篇肾所生病有此证，是肾气不摄，而泛溢逆上也。

【补】烦心心痛

【补曰】经脉篇肾所生病有此证。足少阴之脉，支者从肺出络心，故心烦心痛，亦有属于足少阴者。

【补】黄疸

【补曰】经脉篇肾所生病有此证。疸本脾胃湿热为病，惟脾病及肾，亦能发黄。有肾虚火炎而成疸者，如女劳疸之类是。有肾家寒湿，郁久蒸变而成疸者，如黑疸阴黄之类是。疸，《太素》作"瘅"。按《说文·玉篇》，疸训"黄病"，瘅训"劳病"，义本各别，惟古书每以音近通用。《汉书·艺文志》经方十一家有《五脏六腑瘅十二病方》四十卷。师古注：瘅，黄病，字已作

"瘅"。杨注《太素》：热成为瘅，谓肾脏内热发黄，故曰黄瘅。以热训瘅，失之。盖《素问·奇病论》之脾瘅，疟病论之瘅疟，皆作热解，皆非黄瘅之瘅。而肾病之疸，则有虚热，有虚寒。黑疸阴黄，皆非热病，不得谓肾病发黄，悉属内热也。

【补】肠澼

【补曰】经脉篇肾所生病有此证。盖肠澼虽属实热为多，而肾虚不摄，下焦失职，亦有是候。此滞下之虚证，非寻常肠澼也。

【补】嗜卧

【补曰】经脉篇肾所生病有此证。盖阴霾用事，阳气无权，即仲景所谓少阴之病，但欲寐者是。杨注《太素》津液不通，筋弛好卧，则谓阴液不能荣养，而精神疲惫也。


## 标病

发热不恶热

【赵注】真寒假热。

【正义】身热恶热，是阳证；身热不恶热，是阴证，此即《伤寒论·少阴篇》之发热，非内伤病之阴虚发热也。赵注谓真寒假热，则阴盛于内，格阳于外，是当属于肾之本病，非经络之标病矣。

头眩、头痛

【赵注】太阳经病，肾络所通。

【正义】肾阴不足，而相火上炎，头眩头痛，固亦应有之病，但此是肾之本病，不得列于标病条中。盖肾足少阴之脉，不上于头也。洁古录此，已是误会，而赵氏乃以太阳表证之头痛，妄为比附，更是牵萝补屋手段，其亦知太阳经病，有头痛，无头眩耶？

咽痛、舌燥

【正义】经脉篇肾所生病，有口热舌干，咽肿嗌干及痛诸证。足少阴之脉，循喉咙，挟舌本，此系真水不足，龙相上燔为病，与上焦风火痰热之实证不同。

脊股后廉痛

【正义】经脉篇肾所生病，有脊股内后廉痛一条。足少阴脉，由腘内廉上股内后廉，贯脊，故此脉不足，而循行诸部，皆为之痛。洁古本条无"内"字，盖有脱误，此系股内之后廉，不当删一"内"字。

【补】足下热而痛

【补曰】经脉篇肾所生病有此证。足少阴之脉，起于小指之下，斜趋足心，故肾阴虚者足下或热或痛。

# 命　门

（赵注：右肾为命门）为相火之原，天地之始，藏精

（赵注：精化于气），生血（赵注：阳能生阴），降则为漏，升则为铅（赵注：铅乃北方正气一点初出之真阳，一念之非，降而为漏，一念之诚，守而为铅），主三焦元气。

【正义】洁古特出命门专条，而以相火系之，欲与肾之水脏，两相对峙，终是金元人之武断，隋唐医家，尚无此说。然于"相火之原"之下，即继之以"天地之始"，殊为可怪，岂在混沌未分以前，有阳无阴，有火无水，先天太极之理，竟如是之怪不可识耶？而又继之以"藏精生血"四字，则精也血也，明是阴液，又胡可偏属之相火一类？立言不顺，至此已极！而赵氏更能制出"精化于气，阳能生阴"八字，强作解人。究竟《素问》只言精化为气，而可硬改一字以就之？且阳生阴长之理，只有阳旺而阴以消亡者，未闻孤阳可以生阴，而赵氏竟能信手拈来，随处附会，真不知人间有羞耻事矣，怪乎不怪？若夫降则为漏，补则为铅等说，明是方士丹灶家向壁虚构，欺人之语，纵令修炼者果能为之，亦是左道旁门，当援惑众之例，杀之无赦。而谓医为性命之学，可以自侪于五利文成辈耶？赵注如涂涂附，更不足道。若谓三焦元气，一以贯之，而根本在肾，洵是天经地义，不可移易，则命门名目，终是骈枝。在洁古本文，初未揭出"右肾"二字，是其犹有顾虑，尚是一灵不昧，而赵双湖竟敢以右肾命门为之征实，踵《难经》一家之误，竟不知《素》《灵》诸书皆无是说。目光之短，何能讳言，何如节取本条"相火之源藏精主三焦元气"十一字，并入上节中之为愈乎？

### 本病

【赵注】不言标病者，两肾经络皆同也。

【正义】经络同，而本脏为病，可以不同，岂孟子所谓"不揣其本而齐其末"者耶？赵双湖真别有肺肠者。

前后癃闭

【赵注】肾主二阴，左肾病便闭，右肾病癃闭，有寒热之分。

【正义】肾开窍于二阴，故肾病而溲便为之变，此合闭塞与不禁言之，乃病理之最明显。而万不能分水火二气，以为癃闭必系火亢，不禁必系水寒者。洁古以不禁属肾，而系癃闭于此，已隐隐有水火各病，左右分属之意。界限一清，即非藏真本色，复不料双湖于此，更能以溲便之变，分属于左右二肾，似此探讨病源之法，正不知其从何处悟到？又谓便闭、癃闭有寒热之分，亦不识此公意中，果以何者为寒，何者为热，呼牛呼马，随笔写来，无不如志，而皆是从古未闻之病理。双湖独断，真不可及！

气逆、里急、疝痛、奔豚

【赵注】病同左肾，满急、疝瘕，而有寒热之别。

【正义】肾虚不摄，气逆上涌，即经脉篇之所谓上气。里急又即上条之所谓少腹满急。疝痛奔豚，固皆肾病，上条已一一详之，又于此条复出，终是迭床架屋，所谓关门闭户掩柴扉者是也。凡此诸证，诚各有为寒为热之别，而赵氏必以寒热二者，分系左右两肾，终是闭目乱道。

消渴

【赵注】亦同左肾，而水虚火虚不同。

【正义】下消固是肾病，洁古亦复出为二，真不知如何有异。而双湖偏能谓消渴有火虚，尤为奇特。须知肾脏无火，而小溲清长，甚至溺味变甘者，其人决不渴饮。可知消证有火虚，而消渴必无火虚也。

膏淋

【赵注】淋病属小便，而膏淋则伤精。

【正义】膏淋之证，小便如油如膏，甚则溺器中粘结稠迭，有如败絮，皆是肾家脂液，与诸淋之膀胱为病不同。

精漏、精寒

【赵注】命门主藏精。

【正义】精病诚是肾病，然藏精者两肾皆然，决不能如双湖之说，独藏于右。试转一说以诘之，谓左肾有水无精，不知双湖意中以为然否？

赤白浊

【赵注】亦精道病。

【正义】浊诚精病，然必不能谓独是右肾之病。双湖于此，何不注之曰"命门主精浊"耶？

尿血、崩中、带、漏

【赵注】命门主生血。

【正义】尿血是尿道为病，崩漏是冲任为病，带下是带脉为病。各有其源，不可因其同为下焦之病，而概归于肾。洁古并列于此，不无误会。赵氏且能以命门生血，混混注之，则带亦是血，尤其可怪。抑且生血之义，实在中焦，经有明训。若谓肾脏生血，亘古皆无此说，尤其错中错矣。


## 水强泻之

【赵注】真水无所谓强也，膀胱之邪气旺，则为水强。泻膀胱以泻水，下分二法。

【正义】肾是真阴，惟恐其不足，断不嫌其有余，故肝心脾肺，皆有太过之气，皆有泻法。唯肾独不泻，虽有时寒水不驯，阴霾泛溢，似乎水之有余，然皆是阴寒太过，则只有温养温摄之法，亦不得谓为泻水。双湖谓真水无强，宁非确论？而洁古意中，则谓诸脏腑既各有泻之一条，则不可独于肾脏缺此。究竟肾水可泻，亘古无闻，则勉强以泻子泻腑，分列两条，姑备其目，终非应有之义，此拘执牵强，所不能为洁古讳者，而赵氏且欲以膀胱之邪水当之，明是节外生枝，大失藏真本义。

泻子

【赵注】木为水之子，水湿壅滞，得风火以助之，结为痰涎。控去痰涎，正所以疏肝而泄水也。

【正义】四脏皆有实证，固皆有实则泻子之法，独肾阴本无所谓实，则泻子一层，已不适用。况以五行言之，肾水之子，是为肝木，肝有太过之气火，方为当泻，而所以泻肝木之气火者。试问与水强二字，何能粘合？是"肾强泻子"四字，尤其说不过去。洁古太拘，那不左牵右强，所以虽立泻子专条，终苦于无药可立程式，乃独举牵牛、大戟二味。则于泻肾泻肝本义，又皆拍合不上，正不知须菩提于意云何？不意双湖聪慧，能于泻水之外，寻得一个湿字，作为陪客。又苦于泻湿一层，于肝无涉，则又牵出肝家之"风火"二字，使与水湿并作一炉，然后结为痰涎，以备牵牛、大戟之适用，必如是而始合于疏肝泄水之义，珠穿九曲，煞是大费苦心，无如百折回廊，幽深玄远，而不适于用，其奈之何？

牵牛

【赵注】逐水消痰，泻气分之湿热。

【正义】牵牛诚是逐水消痰之猛将，然有水可逐，非肾脏天一之真水也。且此是泻剂之最峻者。赵氏亦知为湿热之药，又岂只泻气分耶？

### 大戟

【赵注】去脏腑水湿，泻肝经风火之毒。

【正义】大戟遂水涤饮，亦是一员冲锋陷阵之将，然非能泻肝家之风火者。

泻腑

【赵注】膀胱为肾之腑，泻腑则脏自不实。

【正义】膀胱有湿热阻滞，自必有泻去湿热之法。然是本腑为病，尚属轻恙，与肾无涉。若至肾家寒水泛溢，则必非通泄膀胱，所能有效。此肾脏为病，所以从未闻有泻腑一法之说。洁古设此一条，只可为膀胱湿热立法，终非治肾脏之病。而双湖尚曰泻腑则脏自不实，岂不知肾之真阴，本无所谓实耶？

### 泽泻

【赵注】利湿行水。

### 猪苓

【赵注】利湿利水。

### 车前子

【赵注】渗膀胱湿热，利小便而不走气。

【正义】利水渗泄之药，无不耗气者。苟非气分疏泄，积水蕴湿，亦无自行之理。而车前滑利，实是平淡中之猛将，故高年正气既衰，及下元不固之人皆忌之，尤为妊妇必禁之药。而赵双湖独偏能以为不走气，胡可为训？

### 防己

【赵注】泻下焦血分湿热，为疗风水之要药。

【正义】防己空松，故能疏通湿热，祛风导水。名曰防己者，逐水以防己土，实是中焦主药。而气味皆淡，则仅入气分。赵注必曰下焦血分，又乖药理之真。

### 茯苓

【赵注】除湿泻热，下通膀胱。

【正义】以上数味，淡渗泄水，大略相同。以泻膀胱湿热，固是正宗。然若以肾家之水言之，则真水本无所谓强，渗泄诸药，无不伤津耗液，虽是淡泊无味，实已不可妄用。若曰寒水泛滥，则波涛汹涌之时，更非此轻淡和平，能障狂澜于既倒。寿颐终谓洁古录此于肾脏条中，均非适用之药。


### 水弱补之

【赵注】肾为水脏，而真阳居于其中，水亏则真阳失其窟宅，无可依附，故固阳必先补水。

【正义】真水不足，于法当补，最浅近，亦最直捷。洁古专主天一之真水而言，殊不必说到真阳上去。双湖则曰固阳必先补水，实非本题应有之义，且于此既曰肾为水脏，而真阳居其中，可见肾脏之水火阴阳，本是一气包含，不以左右分据。双湖亦未尝不知是理，则上文必曰左肾右肾，水火不同，抑又何耶？

补母

【赵注】肺为肾之母，补肺金，所以生肾水也。

【正义】金能生水，而肺居上焦，确是水之来源。肺金清肃之令下行，则肾气自安其窟宅，故补肺即以益肾，实是医理之大有经验者，与泛泛然虚则补母之通套话不同。

## 人参

【赵注】大补肺中元气。

【正义】人参补阴生津，实是阴分血分主药，补肺补肾，同此一理，《本草经》所谓补五脏者，亦为脏阴而言。五脏属阴，经有明训，即宋金以降，辄谓人参补气，亦以阴液既富，而阳气自充，初亦未尝大误，尚非以为专走气分，而能以气用事。唯自明以来，认作大补元阳，却是大谬。赵氏只言补肺中元气，得无视之太隘。

## 山药

【赵注】色白入肺，益肾强阴。

【正义】山药甘淡，得土之正味，而多脂液，故能补脾肾之真阴。

气

【赵注】火强则气热，火弱则气寒，寒热皆能伤气。

补气之法，亦不外泻火补火两端。《内经》肾脏不分左右，《本草》虽分，究竟命门治法，已该左肾中。

【正义】肾脏含水火之氤氲，秉先天之橐钥，水源木本，此身元气，蕴育于中。所谓肺司气化出纳，脾司大气斡旋者，无不仰赖于此。肾气一亏，全体胥受其病。赵氏所指寒热伤气两层，尚是肤浅之论。须知肾气之盛衰，尚不系乎寒热两端，又岂仅泻火补火，可尽补气之能事。其谓《内经》肾脏不分左右，却能窥见本源，而"命门治法，已该左肾中"二句，亦是不桃之论，然则左肾右肾，同此一体，双湖亦未尝不知，何以上文必龈龈然于左右之水火寒热？若谓本草有二肾之分，则唯金元以后之言药物者，偶或有之，非唐以前之本草，果有此也。

### 知母

【赵注】泻火补水润燥，为肾经气分药。

【正义】知母苦寒而润，是泻肾家相火之太过。金元以来，谓能补水者，盖言泻其邪热，即能有益真阴，非真以霜霰为雨露也。然即曰滋润能补，亦只是补血补阴而已。洁古列之补气条中，本是未允。而赵氏竟断定为肾经气分药，何不亲啥一瓯，以验其气味之何若耶？

### 玄参

【赵注】色黑入肾，能壮水以制火。

【正义】玄参色黑，诚是肾药；柔润多脂，诚能滋补。然甘腻无气，必不能入气分。

**破故纸**

【赵注】补相火以通君火，煖丹田，壮元阳。

【正义】补骨和煦，是肾家温养元气之药，又不燥烈，所以堪为久服之品。青娥丸合用核桃，涩而多脂，温煦元阳，滋填摄纳，苟无湿火，最是良方。

**砂仁**

【赵注】辛温益肾，通行结滞。

【正义】砂仁芳香，疏通气滞，是燥湿快脾之法，不可认作肾药。

**苦参**

【赵注】泻火燥湿，补阴益精。

【正义】苦参大苦大寒，苟非湿火猖狂，并无可以暂用之法。而赵氏竟谓其补阴益精，是真以冰雹作灌溉之资。丹溪之徒，尚不至此。

**血**

【赵注】血属阴，阴与阳相配。阳强则阴亏，无阳亦无以生阴，故滋阴温肾，皆所以益精而补血也，亦兼命门治法在内。

【正义】血为阴类，凡滋养肝脾肾三脏真阴者，实无一非补血之药，是当与肝脾两脏同参，不必专以厚腻重浊为主，即曰补肾之阴，非味厚者不能直达下焦，然必于滋填摄纳之中，力求流利运行，庶无窒滞碍化之弊。

## 黄柏

【赵注】泻火补水，肾经血分药。

【正义】柏皮味厚，诚走血分。然大苦大燥，乃治湿火之专药。泻火是也，何能补水？洁古列为补血之首，已是匪夷所思，双湖和之，所谓无独有偶。

## 枸杞

【赵注】生精助阳，清肝滋肾。

【正义】杞子色赤味甘，谓之补血，谁曰不然？然气清质润，终是滋阴之品。《本草经》明言味苦寒，主五内邪气，热中消渴，则苦寒阴药，显然易知。虽经文并不言其是实，或疑是茎叶根皮，尚非子之功用，而《毛诗》集于苞杞，陆玑《毛诗疏》已言"苦杞秋熟，正赤，服之轻身益气"。可见枸杞食子，由来已久，则《本经》之功用，何必不合茎、根、皮、实，而一以贯之？《别录》亦言"子微寒"。而古今《本草》，从未有一人言其能助阳者。唯汪认庵《本草备要》曾一称"其色赤，属火，补精壮阳"。然又自谓"甘寒性润，补水之药"，出尔反尔，骑墙两可，最是误人。赵注助阳，盖即为汪氏所误。然既曰助阳，又曰清肝，试问两句如何连贯得下，而近今俗子，偏多祖述《备要》此说，切庵之书，罡误后学，真是不浅。

**熟地黄**

【赵注】滋肾水，补真阴，填骨髓，生精血。

**锁阳**

【赵注】益精兴阳，补阴润燥。

【正义】锁阳多脂，虽曰润泽滋阴，然动而兴阳，相火不藏者忌之。

**肉苁蓉**

【赵注】入肾经血分，补命门相火。

【正义】苁蓉本质，原是厚腻滋填，而兼禀阳和之气，阴中有阳，不威不猛，故得从容之名。然市肆中物，盐渍多时，性质俱化，仅能直达大肠，滑润通腑，已偏于阴，全无补益功力矣。

**萸肉**

【赵注】补肾温肝，强阴助阳。

【正义】萸肉温润酸收，补益肝肾真阴，而收摄耗散，洵为妙品。唯咳嗽有痰者大忌，其害当在五味之上。

**阿胶**

【赵注】养肝滋肾，和血补阴。

【正义】阿胶厚腻，而禀济水沉重之质，直走下焦，滋补真阴，无出其右。但真者极不易得，北地市品，已不可靠，江浙间大药铺中杜煎之物，采择驴皮，尚是不杂，固亦可用，然仅属血肉有情，滋腻填阴而已，以视真品，相去甚远。

### 五味子

【赵注】欲肺滋肾，强阴涩精。

【正义】五味清而不浊，收摄五脏耗散之阴气，是其专长。生脉散治暑伤元气，最为恰当。如有外感，即同鸩毒。

### 本热攻之

【赵注】邪热入里，直攻肾脏，非如前补气条中，用清热之法，可以缓图者也，惟有急攻一法。

【正义】热邪入里，最是伤阴劫液，况在肾脏至阴之部，以火胜水，尤为直受其害。苟不去热，何以存津，仲圣心传，真旨在是。然热既入脏，只有清理而无荡涤。盖攻下之法，仅以通泄肠胃有形之结，不能去无形之火。仲景少阴篇大承气急下三条，仍为腑有积滞而设，非以攻本脏蕴热，绎心下痛及腹胀不大便二条，固已昭然若揭。洁古于此特立一条，固亦承《伤寒论》少阴篇而来，然竟认作直攻本脏之热，甚非仲师本旨。须知脏真受灼，决非承气硝黄所能一鼓而下。双湖于下条引及少阴篇文，亦知是阳明为病，然又以肾主二阴，强为涂附，一似通腑即所以泄肾脏之热，则误会矣。

### 下

【赵注】热入肾脏，真水已亏，岂可攻下？而《伤寒》少阴条中，有用大承气汤下之者，以有口燥咽干之证，故属之少阴，其实乃少阴阳明也。热结于足阳明，则土燥耗水；热结于手阳明，则金燥不能生水。攻阳明之热，正所以救肾水也。况肾主二阴，泻腑所以通小便，攻下所以通大便，此亦泻实之法，补前条所未备。

### 本寒温之

【赵注】北方水脏，加以寒邪，恐真阳易至消亡，故有急温一法。

【正义】肾虽北方寒水之脏，而真阳即寓其中，果能阴平阳秘，原无阴寒太过之虑。唯坎中阳气一衰，即不免水寒用事，温之亦只欲恢复其固有之阳和，俾得春回黍谷耳。必不可燥烈太过，反耗阴津。

#### 温里

【赵注】温里亦不外下条益阳之法，但本非真阳不足，以寒邪犯本，急用温法，故所用皆猛烈之药，与下补火法，大同小异。

【正义】温里即是益阳，洁古分为两端，本是无谓，赵氏虽谓其大同小异，愚实不知其所以异也。

#### 附子

【赵注】大热纯阳，逐风寒湿。

【正义】天雄、乌、附，皆辛烈猛将。赵所谓风，乃外来之凛烈寒风也。

### 干姜

【赵注】生逐寒邪而发表，炮除胃冷而守中。

【正义】生姜味薄而轻清，故专于走表，散外感之寒邪。干姜味厚而浓浊，故专于守中，助脾肾之阳气。其炮黑及浸淡者，欲其辛辣稍减，唯病势较轻者用之。如果内有真寒，非干姜不可。而赵氏独以炮与不炮，认作走表走里之分，既非古今《本草》所明言，又不合于临证治疗之经验。双湖岂并此风寒轻感之治法，尚未贯通耶？亦何苦轻于落墨，造出许多笑话也耶！

### 官桂

【赵注】益阳补气，治沉寒锢冷之病。

【正义】肉桂是近根之皮，故专主下焦，又必去其外层之干枯者，只用里层，故专于温中。

### 白术

【赵注】苦燥湿，温和中。

【正义】术以气胜，味又浓厚，脾胃阴阳并补之药。

### 蜀椒

【赵注】发汗散寒，入命门补火。

【正义】川椒味辛而质轻，故温脾胃，开胸痹，专理上焦、中焦寒湿。古之《本草》，皆无温肾一说，唯《大明本草》以为壮阳，至李氏《纲目》，乃有补右肾命门一句，双湖之说，即本濒湖，然于物理性情，殊不相合。

### 标寒解之

【赵注】寒邪直入阴分，然尚在经络，未入脏腑，故曰标寒。

【正义】肾之经脉，虽曰阴经，在阳经之里，似非寒邪所能骤犯。实则十二经脉皆出于皮肤之表。仲师之所谓少阴发热，即是少阴表证，麻附细辛，即治少阴表寒，本是外寒直中阴经，非自三阳经传来之里证。盖十二经络，本皆有风寒外袭之表病，经所谓或中于阴，或中于阳，无有恒常者也。是为标病，自必以解表为第一义。

解表

【赵注】寒邪入于少阴，经络虽在表，未入于里，已与太阳之表不同，第可引之从太阳而出，不可过汗以泄肾经。故不言发表，而言解表也。

【正义】少阴是阴经，固与太阳之表不同，然既受寒邪，在表者仍驱之从表而散。仲师于少阴之表，亦用麻黄，同于太阳者，亦以表寒既同，自然同用此法。惟经、证不同，自有附子、细辛辅佐之别。赵谓引之从太阳而出，牵强迂曲，甚非荡平正直之路。解表即是发表，字义本无区别，何必故认幽深，反致不可索解。

麻黄

【赵注】发表解肌，去营中寒邪，卫中风邪。

### 细辛

【赵注】辛温散风邪，乃足少阴本药。

【正义】细辛气味最雄，彻内彻外，可以通腑脏之滞，可以泄肌表之邪，俱为寒气而设，不可认作风药。

### 独活

【赵注】搜风去湿，入足少阴气分。

【正义】独活亦气味之雄烈者，故能解散少阴经之寒邪，洁古录入少阴条中，甚是确实。然则金元以降，辄以九味羌活等汤，通治四时感冒者，能不有刚燥太过之弊耶？

### 桂枝

【赵注】发汗解肌，温经通脉。

### 标热凉之

【赵注】寒邪入于骨髓，久之变而为热。以邪犹在表，故为经热。

【正义】肾家阴液不充，多有气火外浮，随经络所过，发为肌热，或则肌肤亦无热象，而病人自知熏蒸燔灼，此宜峻滋肾水，以制阳光者。洁古之所谓标热，固即指此，所以药用玄参、猪肤，病情已可明瞭。不意双湖误以"标"字认作外感，竟谓寒入骨髓，变而为热，故作惊人之笔。亦知寒邪果已入骨入髓，则阴霾重迭，早已汩没真阳，尚复何能持久，何能变热？而待用玄参等药，况又继之以"邪犹在表"四字，则既入骨髓，而犹在表，如何说得过去，如何联贯得下？抑且在表之经热，更非可用玄参，竟将本文之明白晓畅者，弄入黑暗地狱中，大是可骇。

清热

【赵注】热自内出。发热而不恶寒，不可发汗，故用清热之法。

【正义】肾火发热，无论为虚为实，皆自下而上，自内而出。

玄参

【赵注】入肾补水，散无根浮游之火。

【正义】玄参阴寒滑润，只治有余之燥火，以疗肾热，所以制相火之亢盛，乃是救焚沃焦之法。何双湖反以无根浮游为说，孰谓火既无根，而可以阴寒直灌，速其熄灭耶！

连翘

【赵注】入心泻火，除三焦湿热。

【正义】连翘中空，本是上焦主药。洁古录入此条，以其热之在经也。

甘草

【赵注】生用泻火，炙用补中。入汗剂，则解肌；入凉剂，则泻邪火。

【正义】生者气味较清，故有泻之一说。然甘草治热，本是甘温能退大热之义，非国老果秉清凉之性也。双湖乃质直言之，竟谓能泻邪火，大非药理之真，说详拙编《本草正义》。

### 猪肤

【赵注】治少阴下利咽痛。

【正义】猪肤果是何物，古今说者，几如聚讼。王氏孟英，即以猪皮之刮尽油质者当之，谓猪是水畜，其皮去油，最能养阴。寿颐谓血肉有情，补而不滞，煮之极烂，必能峻滋肝脾肾脏之阴，仲景以治少阴，理即在此。


### 火强泻之

【赵注】火强非火实也，水弱故火强，火强则水愈弱，故泻法仍是补法。

【正义】相火太过，是为肾火之强，阳焰偾张，宁非实火，泻法岂非去其太过之谓？虽曰火之有余，本由阴不能涵，水弱火强，原是相因而至。然泻之一字，总为此之太过而设，不为彼之不足而言。彼之不足当补，别是一事；此之太过当泻，亦自有一事，岂可互相牵混，弄得淄渑之臭味无别，泾渭之清浊不分。而双湖于此，竟可谓为泻法即是补法，是真欲以大黄、芒硝，与参、术同类而观，医学中安得有此怪物？寿颐谓今西学家恒以大黄、黄连，名为大补胃气者，虽自有其理，然质直言之，可与双湖此说，更唱迭和矣。

泻相火

【赵注】肾火与水并处，水不足，火乃有余。滋阴即以泻火，所谓壮水之主以制阳光是也。

【正义】泻火去其太甚，只就本义言之，不当牵合到滋阴上去，虽洁古录生地、玄参，不可谓非滋阴之药。然本条正义，终是以泻为主，若曰补水泻火，必是一陶同冶。则上文水弱补之，已有专条，何必迭迭重重，如此多事。

黄柏

【赵注】泻相火，补肾水不足。

【正义】柏皮泻火，名正言顺，必曰补水，终是蛇足。

知母

【赵注】润肾燥而滋阴。

【正义】知母苦寒，上清肺胃，下泻肾肝，皆治有余之炎热。若曰滋阴，终是认霜雪为雨露。治丹溪之学者，喜为是言，窃谓松柏得之，犹或可忍，而蒲柳则顷刻凋零矣。

丹皮

【赵注】入足少阴，泻伏火，凉血而生血。

【正义】丹皮苦降，专清血分之热，合三焦而一以贯之，初非专主肝肾之药。凉血是也，若曰生血，终是言之太过。

### 地骨皮

【赵注】泻肝肾虚热，凉血而补正气。

【正义】杞根皮苦寒清肃，直入下焦肝肾，能疗骨蒸里热。而气味俱清，尚不至剗灭真阳，损害元气。今吴俗妇孺，闻名却步，视若冰天雪窖，诚是畏之太过。然终属清泄凉降之品，绝无滋养能力，赵谓补正，亦殊未允。

### 生地黄

【赵注】滋阴退阳，入足少阴。

【正义】地黄味厚多脂，质又腻重，专主下焦，滋补肝肾真液，是养阴以制阳者，干生地之性质也；如其火焰鸱张，利于清泄，则鲜而细小者，轻清味薄，能去实热，古书之所谓生地，皆以鲜地而言。盖中古本与制熟之法，则干者只称地黄，不必以生字为之区别，故未有鲜地之名，今则生地、熟地，两相对峙，而鲜者遂别有名称矣。

### 茯苓

【赵注】行水泻热。

【正义】茯苓淡渗，泄水以清湿热。

### 玄参

【赵注】色黑入肾，壮水以制火。

【正义】玄参凉血，直入肝脾心肾，虽曰色黑而润，能助血液，然气味皆薄，终非补养之品。

**寒水石**

【赵注】除三焦火热。

【正义】寒水石阴寒凝重，镇坠下行，能泄亢阳有余之火。

## 火弱补之

【赵注】火居水内，即坎中一画之阳，先天之本是也。弱即肾虚，而真阳衰败，故宜补。

【正义】肾中真阳，实是此身元气根本。火固不可弱也，弱则必补，但宜蕴蓄含藏，祕密不露，庶可百年持久。经言：阳密乃固。又曰：阴平阳秘，精神乃治。可深长思矣。

益阳

【赵注】肾中元阳不足，无以藏精而生血，故补火而不失之燥，则阳能配阴，而火不耗水，即用燥药，亦必以滋肾之药佐之。益阳与温里，所以不同，所谓益火之原以消阴翳是也。

【正义】阳果不充，于法当补，益阳之药，无一不燥，故宜审慎，不可太过，稍溢其分，则阳强不能密，易犯《素问》之戒，非必以阴药互相牵制，模棱两可，而自谓得计也。赵乃谓必以滋肾佐之，则苟在阴霾充塞之时，而缚贲育以御大敌，亦何往而不败。且益阳与温里，又何以而不同，必以一层判作两层，终是求深反浅。

### 附子

【赵注】引补气药以复散失之元阳，引补血药以滋不足之真阴。

【正义】附子入肾，补益元阳，明白晓畅，何等直捷！双湖必曰引补气药，引补血药，均是迂曲。且谓引血药以滋真阴，则欲借阴柔以束缚阳刚，直是唐代宦竖监军之故智，虽有雄师猛将，无不舆尸而归，如此谈医，那不魔高十丈？

### 肉桂

【赵注】入肝肾血分，补命门相火不足。

【正义】肉桂乃温补脾肾主药。唯肝为刚脏，但畏其动，不嫌其静，故只有养肝阴，不闻助肝阳。双湖乃谓肉桂入肝，是唯恐将军之不跋扈，宁有是理？

### 益智仁

【赵注】补命门火不足，涩精固气。

【正义】益智温涩，亦脾肾兼治之药。

### 破故纸

【赵注】煖丹田，壮元阳。

### 沉香

【赵注】入右肾命门，能暖精壮阳。

【正义】沉香沉重下降，故入下焦肝肾，温煦以通阳气，是引经药。

## 川乌

【赵注】功同附子而稍缓。寒宜附子，风宜乌头。

【正义】乌头即附子之正根，附子乃乌头之分子。乌头形大而气尤雄，附子形小而力稍薄，本是同根，何分尔我，又岂有乌头反缓之理？而更以风寒分治，亦觉闻所未闻。

## 硫黄

【赵注】补命门真火不足，性虽热而能通。

【正义】硫黄温养脾肾，而善通大便，虚寒秘结，是其专长。国产有杂质，不堪为内服药，舶来者明净，气亦不恶，确是佳品。

## 天雄

【赵注】补下焦命门阳虚。

【正义】天雄即乌头之尖，其体在上，能引动肾气，使之上承。

## 乌药

【赵注】治厥逆之气。

【正义】乌药乃上、中、下三焦疏通气滞良药，流动无间，温和不燥，然非肾家专剂。

## 阳起石

【赵注】补右肾命门。

【正义】阳起石温升刚燥，本不驯良，古方黑锡丹中或有用之，已失镇坠浮阳主旨，此外殊不数见，不必效颦。

### 茴香

【赵注】煖丹田，补命门不足。

【正义】茴香温通肝肾之气，唯小茴香可用，古名蒔萝，其形如谷而瘦，吾加俗名瘪谷，茴香。若舶来品之八瓣者，温燥尤烈，不堪入药，世俗以煮猪肉、鸡、鸭等物，取其芳香触鼻，可以振动脾胃之气，既得咸味，已稍杀其猛烈之毒，然气味仍雄，不可多食。

### 胡桃

【赵注】属水入肾，佐破故纸，大补下焦。

【正义】核桃肉涩纳肝肾，强阴固精，可止妇女虚滑之带下，其功只在核仁之一层薄衣，尤以紫者为佳，色浓厚而能直入下焦也。俗子或以汤浸，或以麸炒，去此紫衣，则涩欽者反而滑泄，是为买椟还珠。

### 巴戟

【赵注】入肾经血分，强阴益精。

【正义】巴戟肉温和而不失之燥烈，是肾家阳药中之驯良者。

### 丹砂

【赵注】同地黄、枸杞之类养肾。

【正义】丹砂与汞，同出一源，本是至阴之精，而色化赤，故能沟通心肾，然重坠太过，金石中之猛将，入煎剂则无谓；入丸散，不过借其色泽，无他义也。若曰服食，则方士之邪说，万不可信。

### 当归

【赵注】和血养血，治一切血证，阴虚而阳无所附者。

【正义】当归辛温柔润，入血和血，而流动宣通，故为血家主药。然走则有余，守则不足，俗子谓为补血主药，颇有毫厘千里之辨。洁古列入阳药队中，具有至理。赵谓阴虚而阳无所附，则孤阳已将飞越，涵歛之犹虞不及，尚欲以辛温升动之药，助其发扬，是唯恐其散亡不速，而亟亟使之颖脱而出，岂非痴人说梦，妄不可听。

### 蛤蜊

【赵注】补肺润肾，益精助阳。

【正义】蛤蜊水属，故入肝肾而滋阴。其两壳相合之力甚强，故能涩精助阳。然瓦楞、牡蛎之类，其性相近，不独蛤蜊为然。

### 覆盆

【赵注】益肾脏而固精，起阳萎，缩小便。

【正义】覆盆最涩小便，老人尿窍不摄，不能自禁者宜之，余无所用。

### 精脱固之

【赵注】血生于阴，而精化于阳。阳不能固，则精不能藏，故固精属之右肾。

【正义】精关不固，终是相火不藏，疏泄无度。赵谓阳不能固，以阳强不能密而言，本是正理，然又谓属之右肾，何必胶柱鼓瑟一至于此！

### 涩精

【赵注】涩以止脱，涩之所以固之也。

【正义】果是虚滑不摄，涩欽自不可少。若肝家火亢，疏泄之令太过，则涩之适以助其焰，非徒无益，而又害之矣。

### 牡蛎

【赵注】涩以收脱，治遗精。

【正义】牡蛎咸寒，摄纳龙相之火，能潜藏浮焰，引之归于窟宅，非无情之涩欽可比，且本无涩味。双湖竟谓涩以收脱，何以肤浅乃尔！

### 芡实

【赵注】固肾涩精。

【正义】芡实生长水乡，坚实沉重，故能入肾，补阴益精；而微带涩味，亦能清火固涩。

### 金樱子

【赵注】固精气，入肾经。

【正义】金樱子专以固涩见长，唯滑脱为宜，而相火不藏者禁用。今有以白莲须治浊带遗泄经漏者，与金樱同功，而弊亦相若。

**五味子**

【赵注】收耗散之气，强阴涩精。

【正义】五味收摄肝肾，能藏龙雷之浮焰。

**远志**

【赵注】能通肾气，上达于心，治梦泄。

【正义】远志苦而微温，入血和血；亦通气分，能化痰饮。《本经》主咳逆，正是泄降定逆之品。唐宋以降，谓其能通心肾，是通心气以下交于肾。《别录》称其去心下膈气，则温通下行，颇与《本经》之义符合。濒湖《纲目》独以为专入肾家，古人未有此义，本是濒湖误会。洁古列于此条，殊为未允。而双湖又谓通肾气以上达于心，则正与下气之义相反，又是展转传讹，一误再误矣。

**萸肉**

【赵注】固精秘气。

【正义】萸肉酸收，其味甚厚，摄纳肝肾耗散之阴，诚是佳品，效力远在五味之上。

**蛤蚧**

【赵注】与牡蛎同功。

【正义】蛤蚧强阳益阴，洵能坚固肾气，但相火尚盛者勿用。

# 卷　下

## 三　焦

　　三焦为相火之用，分布命门元气，主升降出入，游行天地之间，总领五脏六腑营卫经络内外上下左右之气，号中清之府。上主纳，中主化，下主出。

　　【正义】三焦者，合此身胸腹中之脏腑全部而言。以饮食入胃，消融精液，排泄渣秽，全赖阳和之气为之敷布，故以焦字命名。经言上焦如雾，则元气氤氲之蒸发也；中焦如沤，则食物运化之枢纽也；下焦如渎，则渣滓宣通之去路矣。其非专有一物，固自彰明皎著。经脉篇于手厥阴心包之脉，则曰属心包下膈，历络三焦，于三焦手少阳之脉，则曰布膻中，散络心包，下膈，徧属三焦。试细玩"历"字"徧"字之义，已可知其必兼上中下三部。部位不一，断非五脏五腑之各有分野定位者，可以相似。（今本《灵枢》"徧属三焦"作"循属"，明是误字，不可索解。《脉经》作"徧"，近袁刻、萧刻两本《太素》亦皆作"徧"，可证今之《灵枢》讹误最多，必不足据）其系之以手少阳一经，而属于相火者，正以上中下三部，纳食消食，输精生血，分水通腑，无一非此阳气之运用，故谓三焦主一身之元气。洁古于此，谓相火之用，主升降出入，游行天地之间，总领五脏六腑，营卫经络，内外上下左右之气者，亦只可作消化饮食，输送精华观之。所谓上主纳，中主化，下主出，分析三部，最是明白晓畅，妇孺能知。则断不可与肝肾之相火，认作一气；更不可误认此是肾家之火，游行于上中下三部。否则真火不藏，有如隆冬发蛰，其害何可胜言。尚得以为生理当然之作用，如何说得过去。然则"分布命门元气"一句，实未允当。《难经》谓三焦有名无形者，盖以胸腹全腔，统含于三焦两字之中，其形不能确指，是以谓之无形，具有至理，而后人竟谓吾人胸腹之中，自有一物，名曰三焦，直是指鹿为马，聚讼纷如，竟至牛鬼蛇神，怪诞不可思议，演成医学中绝大笑话，淆惑学者视听，则大谬矣。近人唐容川直以大小肠外粘连之油膜，作为三焦，亦据理想而云然。须知膈下有油膜，而膈上则无，不可以统上中下三焦全部。虽近时所出医书，多用唐氏之说，认为确当，不佞则期期以为不可。

### 本病

【正义】三焦该全腔之腑脏而言，原非专有一物，故上中下三者为病，无一非诸脏诸腑之病，必不能假设笼统名词，强执一证而指之曰：此是三焦为病。观经脉篇三焦手少阳脉条，虽亦有是动及是主气所生病者二语，而所叙各病，但以经脉所过之部位而言，无一字可属于三焦之本病。可见古人落墨，自有条理。洁古未悟此旨，乃欲依傍各脏各腑之例，立此一条，反致所录病名，皆与诸腑诸脏骈拇支指，是可删也。

　　诸热瞀瘛

　　【赵注】腑脏同病。

　　【正义】《经》谓诸热瞀瘛，皆属于火，是以气升火升而言。里热上攻，以致昏瞀，原与西医家血冲脑经之理，隐隐符合。古人立说，本极中肯，既不言是心火，亦不言是肝胆肾火，浑漠无垠，具有至理。洁古只以"火"之一字，既欲认作少阴君火，一收之于心脏本病条中。又欲认作少阳相火，再收之于此条，既有专属，反落偏际，而岂知此病真因，竟不若是，不可谓非洁古之一误，而双湖更以腑脏同病为注。则试问心包之脏，果是何形？而三焦之腑，位置何处？强虚作实，苟一反诘，已是辞穷。且瞀瘛为病，尚与心火、相火不甚贴切，而如此断得决定，更是误之又误矣。虽心包归于脏类，三焦归于腑类，伊古相承，久有脏腑名目，似已早成铁案。然寿颐之意，终谓十二经络中有此二经，必须以例外相看，方得真意。在古人寻出三焦、心包四字，原为经有十二，而五脏五腑，仅得其十，实属不能相配，不得已而于无何有之乡，创此二名，强为支配，竟如额外冗员，姑与位置。试为平心论之，终觉与五脏五腑，不能相称，亦何必更以他经病证，勉强拉拢，以为之隶属耶？

暴病、暴卒、暴瘖

【赵注】火性迅烈也。

【正义】暴病诚是多火。然此三者，原因种种不一，必不可概归之于少阳相火。

躁扰狂越、谵妄惊骇

【赵注】腑脏同病。

【正义】此皆气升火升，冲激脑神经之病。而双湖又谓是腑脏同病，终是强作解事。

诸血溢、血泄

【赵注】火盛则血热妄行。

【正义】血自上溢，诚多火证。若血泄于下，则不可一概论矣。

诸气逆冲上

【赵注】火性炎上。

【正义】至真要大论谓诸逆冲上，皆属于火。然所以冲逆之证，种种不同，亦不得概以少阳相火论。盖脏腑诸经，多有气逆为病，阴阳虚实，万有不齐。有兼心脾胃三经者，太阴所谓上走心为噫，以阴盛而上走于阳明，阳明络属心，故曰上走心为噫也；有在肺者，肺苦气上逆也；有在脾者，足太阴厥气上逆，则为霍乱也；

有在肝者，肝脉搏，令人喘逆也；有在肾者，少阴所谓
呕咳上气喘，阴气在下，阳气在上，诸阳气浮，无所依
从也；有在冲脉督脉者，冲脉为病，逆气里急也；督脉
生病，从少腹上冲心而痛，不得前后，为冲疝也。乃洁
古则概以为三焦之病，得毋太觉含浑？

诸疮疡

【赵注】同脏病。

【正义】至真要大论谓诸痛痒疮，皆属于心。盖言
疮之痛痒者，皆是火焰太盛为病耳。然疮所以痛痒者，
尚有种种不同，古人竟以专属于心火，已嫌武断，知有
一而不知有二。洁古于此，且节去痛痒二字，加一疡
字，则凡是疮疡皆属火证，尤其含浑，更非立言之体，
岂以三焦包罗此身上中下三部，而遂作此笼统包括之
语，则凡是此身一切内外万病，无不可隶入此门矣，谈
病理学者，那得颟顸如此！

痘疹、瘤核

【赵注】亦疮疡之类。

【正义】洁古又以痘疹归于此门，则真以为上中下
三部通有之病，而隶之三焦矣。赵谓亦是疮疡之类，则
触类旁通，无独有偶。洁古之意，当亦谓然。然病理之
真，必不如是。总之，三焦二字，原是笼统名称，必不
当有专主之病，不仅下文六条，都为蛇足，即以上各
病，皆是赘瘤。寿颐意谓必须一律芟除，方可斩绝葛

藤，同归坦道。

【赵曰】三焦本病，上已详叙。以下六条，皆他脏他腑之病，诸经已载，此复详叙三焦条下者，以三焦总领五脏六腑，营卫经络，无所不贯故也。

【正义】上条诸证，何一非他脏他腑之病。赵谓三焦总领脏腑云云，曲为之解，太嫌附会。三焦不过含浑脏腑在内，岂可以"总领"二字，包括一概？

上（赵注：上谓心肺胸膈，上脘诸经。）热则喘满，诸呕吐酸，胸痞胁痛，食饮不消，头上汗出。

【正义】喘满头汗，可谓上焦为病。若呕吐胸胁痞满，食饮不消，则中焦病矣。而喘满及食饮不消，更多有不属于热者，又安可一概而论？

中（赵注：中谓脾胃两经）热则善饥而瘦，解㑊（赵注：尺脉缓涩谓之解㑊），中满，诸胀腹大，诸病有声，鼓之如鼓，上下关格不通，霍乱吐利。

【正义】"解㑊"二字，一见于《素问·平人气象论》曰：尺脉缓涩，谓之解㑊。王注：寒不寒，热不热，弱不弱，壮不壮，伫不可名，谓之解㑊。似王氏意中，欲以《金匮》之所谓百合病者当之。然于"解㑊"二字之义，殊不切合，再见于《灵枢·论疾诊尺篇》曰：尺肉弱者解㑊。则尺肉何以而有强弱，更不可解。《太素·十五卷·诊候之二尺诊篇》则曰：尺肉弱者，解㑊安卧。杨上善注：解㑊，懈惰也。尺肉软弱者，身体懈惰而欲安卧，则读解为懈。以训诂言之，已出启玄之上。（《太素十五卷·尺寸诊篇》：尺脉缓涩者，谓之解㑊安卧。杨注亦言懈惰。）惟于"㑊"字尚未有确诂。近人莫枚士《研经言》，谓字当为亦，亦通于射。《汉书·古今人表》：曹严公亦姑。师古曰：即射姑也。《诗·大雅·抑》：矧可射思。郑笺，射，厌也。则解㑊云者，谓懈怠而厌事也。寿颐按：脾胃清阳之气不振，则怠倦思卧，肢体疲软，见事生厌。莫氏以懈怠厌事为解㑊训诂，于脾胃病之神情甚合。杨注《太素》，于尺肉弱者解㑊安卧，及尺脉缓涩者谓之解㑊安卧二节，皆以安卧断句，以"解㑊安卧"四字联属成文，则倦怠嗜卧之情形，尤为明白如绘。莫氏之说，可与杨注《太素》互相发明，最是确诂。其《灵枢》之尺肉弱者解㑊一句，今本《甲乙经》解㑊下有"也"字，与王启玄注《素问》之平人气象论句读同。惟《脉经》则作"尺内弱解㑊"，是以尺脉言，不以尺肤言。肉与内，二字形近易讹，而义则大异。寿颐谓怠倦嗜卧，是湿困脾阳之候，于脉自当软弱，当以《脉经》之作"尺内"者为长，则《太素》《甲乙经》《灵枢》作"肉"者，皆是讹字。且可与《素问》之尺脉缓涩，彼此互证。惟此是脾胃困顿之病，不得认作胃火之中焦热证。又《素问·气厥论》：大肠移热于胃，善食而瘦，又谓之食亦。胃移热于胆，亦曰食亦。（又谓之"又"字，王注本作"人"。

启玄注曰：善食而瘦人也。以瘦人断句，太不成文，兹依宋校本引《甲乙经》作"又"，连下读，于义为长。）则胃热消谷之中消证，王注谓食亦者，食入移易而过，不生肌肤。则读亦作"易"，义固可通。寿颐谓即以"亦"字作"厌"字解，谓食虽多而仍懈惰厌事，尚属不悖于理。惟二者之证，则大有不同，解㑊是脾弱，脉之缓涩且弱，是其明征；食亦是胃强，必不可合而为一。洁古于此，乃以善饥而瘦，与解㑊联属成文，俱隶于中焦热病条中，二而一之，终是未允。中满及诸胀腹大，诸病有声，霍乱吐利各证，皆有热有寒，有虚有实，证情万态，各各不同，洁古概谓是中热之病，亦大不妥。

下　（赵注：下谓肝、肾、大小肠、膀胱诸经）热则暴注下迫，水液浑浊，下部肿满，小便淋沥或不通，大便闭结下痢。

【正义】下部肿满，颇多虚寒为病，未可概谓是热。而小便淋沥不通，大便秘结，亦有不属于热者。惟下痢是滞下，则属热者最多。

上寒　（赵注：三焦属火，火实则热，火虚则寒）则吐饮食痰水，胸痹，前后引痛，食已还出

【正义】食入即吐，是为胃火。唯朝食暮吐，乃是无火。

中寒　则饮食不化，寒胀，反胃吐水，湿泻不渴。

下寒　则二便不禁，脐腹冷疝痛。

【正义】疝有寒疝，亦有肝络不疏，郁为内热之证，概以为寒，未免含浑。以上六条，分析上中下三者，或寒或热，未尝不是，然上中下之病，万有不齐，孰虚孰实，孰轻孰重，岂此六条，所能赅备。总之皆非本篇应有之义，而欲偶录数条，以为标准，终是挂一漏万，实则节外生枝，反觉与题不称，徒以作茧自缚而已。

### 标病

恶寒战慄，如丧神守

【赵注】同本脏病。

【正义】至真要大论：诸噤鼓慄，如丧神守，皆属于火。盖以热深厥深者言之，然舍其常而言其变，已觉不甚显豁，且如丧神守之火证，更不易索解。乃洁古则改之而曰恶寒战慄，以为少阳相火之病，则果是真寒，抑是假寒，尤其不可思议，此颠顸之语，不可训也。

耳鸣、耳聋、嗌干、喉痹

【正义】手少阳之脉，出缺盆，上项，夹耳后，直上，出耳上角。故经脉为病，有耳病及喉嗌为病。经脉篇亦言是动则病耳聋，浑浑淳淳，嗌肿喉痹。又曰：是主气所生病者，耳后肩臑肘臂外皆痛。固以经脉所过之部而言也。

诸病胕肿

【赵注】本经在手，但三焦为决渎之官，水道不行，下注而为胕肿。

【正义】至真要大论谓：诸病胕肿，皆属于火。当指湿热之肿而言。然竟曰诸病皆火，立言已太含浑，须知胕肿之属于虚寒者甚多，此古书之必不可泥者。洁古列于此条，原是人云亦云，聊以充数，未尝深研其理。何赵氏偏以水道不行，强为证实，亦只见其武断而已。

疼酸惊骇

【赵注】惊必兼搐，证见手足故属标病。

【正义】至真要大论谓：疼酸惊骇，皆属于火。本太含浑，殊难尽泥。洁古录入此条，亦只以火之一字，连类及之，原是颠顶之至。然疼之与酸，犹可姑妄言之，谓为经络之病。若惊之与骇，则浅言之，已是神志之不守；精言之，实属脑经之反常，皆万万不能强以为络脉病者。而赵氏偏能以惊必兼搐，证见于手足，转展涂附，硬拉入经络之中，何其心灵手敏，惟吾所欲，一至于此？以为洁古解嘲，则善矣。然以言病理，则岂容若辈如此武断。双湖固不知自量，而竟令轩岐精义，扫地以尽，其罪可胜诛耶！

手小指次指不用

【赵注】小指之次指，四指也。

【正义】此本经所起之部。经脉篇亦有此句。

## 实火泻之

【赵注】三焦属火，邪气有余则实，故用泻。下分三法。

【正义】三焦之脉，属于少阳相火，果是火气太旺，自然宜泻。然上中下三者有余之火，仍是各脏腑自有之证，仍宜按诸脏腑之虚实为治，亦不能谓某药之可以专治三焦也。

汗

【赵注】实在表则发汗，亦兼诸经解表之法。

【正义】寒邪在表，确是实证之可汗者。然汗法非泻实火之法，故下文所录诸药，虽皆可以发汗，而按之本题"实火泻之"四字，直是去题万里，正不知洁古何以颠顶至此？

### 麻黄

【赵注】足太阳、手少阴、阳明汗药。

### 柴胡

【赵注】少阳汗药。

### 葛根

【赵注】手足阳明汗药。

### 荆芥

【赵注】足厥阴汗药。

【正义】荆芥走表，泄风热，疏肺窒，是开泄皮毛，宣通肺闭之药。双湖谓走足厥阴肝，太不可解。

### 升麻

【赵注】阳明、太阴汗药。

【正义】升麻空松，性质气味俱轻。能升提脾胃之气。惟东垣以治清阳下陷，最得其宜。若以升散外感，则升提气火，尽浮于上，为害甚大。

### 薄荷

【赵注】足厥阴经汗药。

【正义】薄荷辛凉，轻清上行，能疏在表风火，不可谓是发汗之药。

### 羌活

【赵注】足太阴、足少阴、厥阴汗药。

【正义】羌活气味雄烈，确能上达顶巅，透泄肌表，是为发汗猛将，惟寒湿之证为宜。而洁古竟列于实火泻之条中，岂独背道而驰，真是抱薪救火，不亦怪哉！

### 石膏

【赵注】足阳阴、手太阴三焦汗药。

【正义】白虎为阳明主剂，本为大热大渴大汗而设，昔人称其辛凉能解表者，原是以泄表热，而望其止汗。乃洁古竟列于发汗队中，且有双湖之注，直能坐实其为汗药，匪夷所思，适得其反，正不知作者是何心肝？

吐

【赵注】实在上焦，则用吐法。

【正义】果是痰窒肺胃，及食伤伊始，吐法诚是捷诀。惟用之不当，则扰乱胃气，引动浮阳，为祸益烈。张子和书，但言其利，而未言其弊，读其书者，断不可笃信太过，自受其愚。

### 瓜蒂

【赵注】吐风热痰涎，上膈宿食。

### 食盐

【赵注】辛温能涌吐。

【正义】盐之咸寒，妇孺咸知，何以有辛温之注，岂传写者失其真耶？否则双湖虽好奇，亦不当以黑为白，倒置一至于此。古人所谓嗜好与俗殊酸咸，似不可与赵氏此说同日而语。

### 蓳汁

【赵注】酸咸，吐痰饮宿食。

【正义】凡用吐法，必取恶劣之味，勉强下咽，使之与胃不和，激其反动之性，而即以鹅翎等物，入喉探之，使其痰涎宿食，一涌无余，亦是除恶务尽之义。然最伤胃家冲和之气，故必确有痰食，蕴结肺胃者，始为对病捷诀。苟非实滞，万不可行。张子和书，言之过甚，必不可信。而丹溪倒仓一法，更是言过其实，必非可行之道。然古今著述家，尚有称道之者，皆好奇之谈，耳食之学。近世治病，几不闻有一吐字，虽是医家识薄，无此手段。然浪用之，则为害实甚，固不如藏拙之为佳。且瓜蒂、酸蓳、酸浆等，尤难强人下咽，果有实痰食滞，不如皂、半、明矾，稀涎千缗，较为妥适。

下

【赵注】实在中焦下焦，则用下法。

【正义】下法诚为实证而设。然实在中焦，亦只以宣化疏通为主，不能递投攻逐猛剂。仲景承气，必待矢定硬，然后可攻，岂治中焦之药。虽曰阳明是胃，然何必不合手阳明大肠在内，伤寒传足不传手，原是谰言。本论胃中必有燥屎五六枚条之"胃"字，必是误字。须知食物在胃之时，消化未尽，安得即为燥屎？必下至直肠，乃谓之屎，岂仲景不知此理，而竟能认作屎在胃中？盖浅者只知阳明是胃，遂误认燥屎即属于胃，因为之添此一句，而胃为纳谷受盛之官，即为盛屎之器矣，岂不令人笑死。乃双湖于此，亦谓实在中焦，即可用下，何其所见之陋，竟至于此！

### 大黄

【赵注】大泻血分实热，下有形积滞。

### 芒硝

【赵注】荡涤三焦肠胃实热。

【正义】芒硝涤热，本以决荡肠中积垢，不能认作通治三焦。

### 虚火补之

【赵注】虚火谓火不足之证，即寒也，故温之所以为补。

【正义】三焦以火用事，火苟不足，即是正虚，既曰虚火，补之固宜。洁古于此，以上中下分作三条，始觉条理井井。惟赵谓虚火即寒，实是大谬。

## 上　焦

### 人参

【赵注】甘温补肺。

【正义】人参补阴，本非肺家专药，赵氏所谓甘温补肺，乃明时医说之不妥者，盖专指高丽参言之，确乎稍有温性。所谓肺热还伤肺者，则惟虚寒之体宜之。而肺有火者，不甚相合，若辽参则《本经》明谓微寒，肺热最宜。

### 天雄

【赵注】补下焦以益上焦。

【正义】天雄是乌头之尖，其体在上，故补上焦之虚寒。双湖只知能温下焦，殊非洁古之意。然列此等温药于治虚火条中，大是不妥。

### 桂心

【赵注】苦入心。

【正义】桂心终是温养中下二焦之药，洁古列于上焦，颇觉未允，而更欲以治虚火，尤非所宜。双湖以苦入心为解，附会之至。

## 中　焦

### 人参

【赵注】益土生金。

【正义】人参味甘，得土之正，谓补脾胃，确是正宗。

### 黄芪

【赵注】补中益气。

【正义】黄芪味甘色黄，禀中土冲和之性，而含有温养气味，故为中焦脾胃主药。

### 丁香

【赵注】温胃。

【正义】丁香辛温，振动脾胃之气，能燥湿辟秽。

### 木香

【赵注】和脾气。

【正义】木香温和中土，斡旋气滞，入于滋补队中，可无窒滞碍化之弊，推之砂仁、蔻仁、陈皮、乌药，功用大约相近，而芳香稍有等级，即有和平、燥烈之分，是在临证时之审择合宜，亦不可概作一例观。

### 草果

【赵注】健脾暖胃。

【正义】草果刚燥，能理脾家湿滞。

## 下　焦

**黑附子**

【赵注】补命门相火。

**肉桂**

【赵注】入肝肾血分，补命门相火。

**硫黄**

【赵注】补命门真火不足。

【正义】附桂硫黄，大温大燥，以言补火，人所易知。若曰此所以治虚火，则误会极矣。此洁古之失检，而赵双湖能作应声虫，胡可为训。

**人参**

【赵注】得下焦引药补三焦。

【正义】人参补五脏真阴，亦是肝肾主药，何必引之下行。赵氏之注，真不可解。

**沉香**

【赵注】入命门暖精壮阳。

**乌药**

【赵注】治膀胱冷气。

【正义】乌药行气而不失之燥，亦是上中下通用之品。洁古列于下焦，已失之偏，而双湖又以为专治膀胱，反觉不可索解。

**破故纸**

【赵注】入命门、补相火。

**本热寒之**

【赵注】不言本寒者，虚火即寒，省文也。实火亦热，但前言泻法，此不用泻而用寒，则本热不必皆实火，泻热亦不止汗吐下三法也，参看具有精义。

【正义】本热即是实火，寒之即是泻火。洁古分为两条，本是复叠，观下文所录各药，何一非泻火之用。而双湖必欲强为区别，抑何许子之不惮烦耶？

## 上　焦

**黄芩**

【赵注】酒炒上行泻肺火。

【正义】黄芩本是肺火主药，惟苦寒者必下降，不仅专主上焦耳。昔人酒炒上行之说，虽尚有理，然殊不必泥。欲治火盛之病，必不可炒，炒之则力减矣。有谓择其质之坚实者，以治下焦，取其沉重下降（今称条子黄芩）；择其较空者，以治上焦，取其轻扬上举（今称枯黄芩）。其理颇确，不必以生用炒用为别。

**连翘**

【赵注】泻心火与心包火。

【正义】连翘轻清，故主上焦。其形如心，且中空有房，故清心火。

**栀子**

【赵注】泻心肺热。

【正义】栀子其形如心，故清心热。实则凉降，故能导热下行。

**知母**

【赵注】上清肺金而泻火。

【正义】知母气味甚清，又色白入肺，故肃降肺火，清导大肠。

**元参**

【赵注】散浮游之火。

【正义】玄参色黑，入血凉血，故能清肝肾之火。寒降凉润，可泻有余，何能治无根浮游之火，且火既浮游，又何可散？赵氏只此五字，既非药性之真，而又大乖病理，所谓一举而两失之者，亦何苦腆颜著作，开口便错，动辄得咎。

**石膏**

【赵注】色白入肺。

【正义】石膏质虽极重，而气味皆清，故治上焦肺胃之热，不必以色自强为附会。

**生地黄**

【赵注】泻心火。

【正义】地黄寒凉，是上中下三焦通用之药。此曰生地，当是鲜地，则气味皆清，故主上焦，然性大寒，亦不仅治上也。

## 中　焦

**黄连**

【赵注】为中部之使。

【正义】黄连苦寒，亦是上中下三焦通用之药，且是大将之材，专阃之任，古今成方，皆以独当一面。而赵氏却以为佐使之品，又欲专属于中部，何以藐视此药乃尔。

**连翘**

【赵注】兼除手足少阴手阳明湿热。

【正义】连翘亦清脾胃之热，但不治肾火。赵谓足少阴，非也。

**生芐**

【赵注】随他药能治诸经血热。

【正义】芐即地黄。《说文》芐，地黄也。《尔雅·释草》亦云。《别录》亦曰地黄，一名芐。确是古有此名。然医以通用为宜，不比博古家以多识为可贵。故百药皆有别名，皆不习用。洁古本书，亦皆从俗从宜，何以独于此用一僻字，殊觉不称。地黄凉血，孰不知其合上中下三焦而一以贯之。且凡用地黄，皆是主药，而赵氏于此，又以为随他药治血热，亦浅之乎测地黄矣。

**石膏**

【赵注】足阳明大寒之药。

【正义】石膏清胃火，然不可谓是大寒。

## 下　焦

**黄柏**

【赵注】泻膀胱相火。

【正义】柏皮泻火，又是肝肾大小肠膀胱通治之药。赵谓泻膀胱火，已落偏际。且膀胱之火，亦非相火。

**知母**

【赵注】泻肾火。

【正义】知母亦非独泻肾家之火。

**生苄**

【赵注】入手太阳阳明，治溺血便血。

【正义】生地岂独治溺血便血者，亦岂只入大小肠耶？赵氏何以说得呆板乃尔。

**石膏**

【赵注】兼入三焦。

【正义】石膏质重，虽未必不清下焦之火，然究非此物之本色。洁古录此，似尚未允。

### 丹皮

【赵注】泻肝肾火。

【正义】丹皮清血分之热，又合上中下三焦而一以贯之者。赵说亦落偏际。

### 地骨皮

【赵注】泻肝肾虚热。

【正义】地骨皮诚泻肝肾之火。然苦寒泻火，直入肾肝，究非为虚火而设。赵氏必欲反其道而行之，殆与病人有歹世冤孽耶？

### 标热散之

【赵注】三焦经脉在上。且少阳居表里之间，无所谓寒也，故不言标寒。

【正义】三焦之经，既是少阳相火，自不必言标寒。然三焦者，包含上中下三者在内。纵有热病，亦宜清而不宜散。洁古此条，终是蛇足，故下立解表一条，颇觉不伦不类。

### 解表

【赵注】解表亦是汗法，但前通言诸经汗法，此则专指本经言。故前条首言麻黄，而此条首言柴胡，不用麻黄也。

【正义】热在少阳，已无表散之法，且三焦二字，本非一端之病，又安有解表之理？洁古设此一条，已是无谓，首举柴胡，是足少阳表寒之药，不当因三焦为手少阳之经，而漫然混用。乃赵氏竟以柴胡一物，指定本经，则更有细辛、羌活、荆芥、石膏诸药，又将何说以处之？

### 柴胡

【赵注】少阳表药。

【正义】柴胡走少阳，是少阳表寒之药，能疏通肝胆郁窒，与三焦之少阳无涉，不能相提并论。洁古采此，本是一误，而双湖为之应声，终是理路不清。

### 细辛

【赵注】少阴本药，辛益肝胆，可通少阳。

【正义】细辛发表，只有少阴经寒邪一证。洁古录此于手少阳条中，实是枘凿不入。而赵双湖竟能以辛益肝胆作解，则肝胆为病，岂有表证可用发散之药者？如曰肝胆之火已盛，而更以大辛烈者发而散之，试问以火济火，蓬蓬勃勃，顷刻燎原，其景象又当何若？而犹可曰此是治病当然之理，试问如何写得出手？

### 荆芥

【赵注】肝经表药，可通少阳。

【正义】荆芥泄散风热，岂可以治肝病。乃既硬派之为肝药，复以通少阳展转引入，究竟此之少阳，岂即与肝相为表里之少阳耶？双湖武断，真不可及。

**羌活**

【赵注】肝经表药，可通少阳。

【正义】又是肝经，又通少阳，不惮反复详言，其如粗知医理者之皆不谓然耶。

**葛根**

【赵注】阳明表药，能升阳散火。

【正义】柴、葛、升麻，升阳散火，是为热郁于里，抑遏不能透达者而设，果有是证，其效最捷。若用之不当，则火焰飙举，祸亦不待旋踵。此非谓火热在表，而煽之扬之，挑之拨之，惟恐其不烈也。若双湖意中，岂不曰热在阳明，即可以此升阳散火，请读者静心思之，既散既升之后，病状变迁，当有如何态度，此能读徐洄溪、陈修园、王孟英书者皆知之，而沉沦于陶节菴书者，必至死不悟。

**石膏**

【赵注】三焦表药。

【正义】石膏通治三焦，又是表药，皆模糊浮泛之谈，似是实非，医界中之最可鄙者。虽古人亦常有此种论调，然笼统不切，极不可训，后学必须永以为戒！

# 胆

胆属木，为少阳相火，发生万物，为决断之官，十一脏皆取决于此。

【正义】国医之言生理学者，恒以胆与肝并称，合德于木，于时为春，所以谓之少阳者，禀春升之气，由阴而出于阳，阳尚未盛，故曰少阳，正与《素问》肝为阴中之少阳，通于春气一节同符合撰。洁古于此，谓为发生万物者，固以初春时令，相为比拟，遂谓少阳和煦，足以生长，尚是充类言之，本不能证实其所以生长之原理，然今西医之学，能知胆汁专助胃之消化，则由是而生津化血，滋长百骸，可知胆之功能，实是化育发生之源始，乃悟古人之比于初春发育者，自有实在功用，本非空谈气化，拟不于伦。惜乎谈医之士，久昧此旨，乍聆西人胆汁助胃之说，方且摇首咋舌，而莫名其妙，殊不知其正与吾国旧闻，同源共贯。以此知古人立说，探源造化，真不可及。转赖有彼中人物，别有发明，而后得以借资印证，是亦吾侪研究古书之一大快事，又孰谓中西医学之不可沟通耶？

## 本病

口苦呕苦汁

周澄之刻本有按语曰：经谓邪在胆，逆在胃，口苦呕苦汁，以其脉侠胃也。

【正义】经脉篇曰：是动则病口苦。是肝胆之热上壅，而口为之苦，虽非胆汁上溢，而病本于胆，则无疑义。若呕出苦汁，则实即胆汁。证以西说胆汁本能入胃，则随气上逆，涌泄而出，固所恒有，译书亦言胆汁过多，上呕苦涩。则凡呕吐酸苦，水色黄绿者，皆是肝胆之本病。（西学家谓胆汁乃下部菹血入肝所化，是肝之与胆，其体联属，所以为病往往相因，虽曰一脏一腑，而肝病胆病，恒不能区别清析。西学所谓胆与肝体用皆同，不能自为一体）周澄之仅谓其脉侠胃，尚非真象。

善太息

【正义】经脉篇有此证。肝胆之气横逆，楮撑胸胁，而气不得舒，故必太息以求其展布也。

心中谵谵，如人将捕之

【赵注】胆气虚故。

【正义】善恐，心惕惕，如人将捕之，经脉篇属于肾气不足。盖谓正气虚馁，而心动畏惧，实由元阳不振为之，无与于胆。今西学家言，只谓胆汁流入小肠，藉以消化食物，而利传渣滓。又谓勇果关乎胆大，乃相传之误。则洁古此条，实是理想，不足为据。经脉篇胆足少阳条中，无此一证，是也。双湖注文亦是虚构，此乃宋金以后医家相承之误传，而中古所未闻者，当取西学所长，以纠其谬。

目昏

【赵注】肝主目。

【正义】经脉篇虽无是证，然肝肾阴虚，而目眩昏花，固事之所必至者。

不眠

【赵注】魂藏于肝，与胆为表里。周澄之本有校语曰：《经》谓胆热多睡，胆冷无眠，盖热则气浊神昏也。

【正义】经脉篇亦无是证，证以病情实在，则胆虚不眠一说，尚是理想，且肝藏魂虽是《经》文，实亦空谈玄理，究竟失眠一证，总是血液不充，何与于胆？《千金》诚有温胆汤方，专为是证而设，然用药之理，不过化痰开泄，无所谓温，亦且无关于胆，盖为痰浊上蒙，而睡眠不安者立法。则所谓胆冷无眠一层，终属凭空结撰，无当于病理之真。经脉篇足少阳病条中无此证，知中古之人，不作妄语也。

【补】心胁痛不能反侧。

【补曰】经脉篇有此证。《灵枢》"反侧"作"转侧"。《太素》《脉经》《千金》皆作"反侧"，今从诸本。此是血液不足，肝胆之气，横逆肆虐，上冲则心胃疼痛；中扰则胸腹䐜胀，胁肋及两腋两胠楂撑结满；下溢则少腹结痛，诸疝攻冲。所赅者广，无非肝胆本脏之病，不仅在络脉之不舒。经脉篇以"心胁痛不能反侧"七字，与

"口苦善太息"，联属成文，且其后别有胸胁肋，髀膝外，至胫绝骨外踝前，及诸节皆痛一条。则一是本脏为病，一是经脉为病，以类相属，分别部居，不使杂厕，尤其明着，岂不惮繁芜，而复叠重出者可比。洁古仅以"胸胁痛"三字，列于标病条中，而本病无此一证，则从其小体，遗其大端，太嫌漏略，甚失古书精义，是当补也。

【补】面尘、体无膏泽

【补曰】经脉篇有此证。今本《灵枢》作"面微有尘"，而《甲乙经》《脉经》《千金》皆作"面微尘"，《太素》作"面尘"。杨上善注：足少阳起面，热则头颅前热，故面尘色也。寿颐按：此肝胆火炎，津液不充，而色泽黯暗，望之如尘，本非真有尘蒙其面，与体无膏泽同义。连类成文，极易明了。则诸本皆作有尘微尘，不如《太素》本之简而精。但此亦本脏之病，非经络病。杨上善以足少阳脉起于面作解，尚是误会。盖此脉起于目兑眦，上抵头角，下耳后，循颈；其支者，从耳后，入耳中，出走耳前，至目兑眦后；其支者，别目兑眦，下大迎，（王启玄《素问·五脏生成篇》徇蒙招尤节注文，大迎作"颧"。寿颐按：下曰合手少阳于顾，则此尚在面侧，不当直下至大迎。王注作颧是，各本皆误。）合手少阳于顾。（今《灵枢》作"合于手少阳，抵于顾。"《脉经》《太素》，皆无"上于"字及"抵"字，是也。）下加颊车，下颈。（兑眦。今本《灵枢》皆作"锐眦"。此古今字。）皆行于面之侧，与阳明之行于面前者，不可合看。则面尘不能认为经脉之病。今西学家言，谓胆汁溢入血络，发为黄疸。则面色晦滞，亦未必非胆汁不洁，溢于络脉之病。

【补】汗出

【补曰】经脉篇有此证。寿颐按：肝胆之气，本主疏泄。汗多亦是肝胆之疏泄太过。自汗盗汗，虽各有虚实寒热之不同，而其为肝胆之病则一。经有此病，其义极精，而晚近医家多未有识是肝胆病者，能读经者，真不易得，此洁古之疏，不可不补。

### 标病

寒热往来、痁疟

【正义】经脉篇有振寒及疟之一证。洁古以往来之寒热，与痁疟连类及之，固同是少阳在经之病，但少阳之往来寒热，与疟疾之所以不同者，一则畏寒发热，虽有定时，而寒热罢后，肌肤热度，必不全清；疟则寒热解时，完全不热，宛然无病，必再至其时而复寒热，其状显然可辨。此仲景于少阳病篇，所以必曰如疟也。

胸胁痛

【正义】经脉篇有胸胁肋，髀膝外，至胫绝骨，外踝前，及诸节皆痛一条，是以经脉所过之部而言，与其前之心胁痛不能反侧一条，两出胁痛字样，各有精义，不可浑仑读过。（此节胫绝骨之"胫"字，今袁刻《太素》作"经"，当是误字）

头额痛

【正义】经脉篇有此证，今本《灵枢》则作"头痛额痛"。《脉经》则作"头角痛额痛"，今袁刻《太素》则作"头角颅痛"，几于各本皆殊，无可征信。考《说文》颅，训饭不饱面黄；额，训面黄。本非颔下之颔字。《离骚》"长顑颔亦何伤"，注：顑颔不饱貌，是其正义。《说文》别有"䪼"字，训颐也；又"颐"字，训䪼也；又"颔"字，训䪼也。则颔、䪼、颐三字，音异形异而义则同。颐之古文作"臣"，象形，安丘王氏《说文释例》谓臣字篆文当横看作"凹"，则自口以下，其形悉具。盖并口唇及下牙床骨，尽在此一形之中。《易》"颐"，郑注：口车辅之名也。《释名·释形体》：颐，或曰辅车，或曰牙车，或曰颊车。凡系于车，皆取在下载上物也。朱骏声《说文通训定声》曰：䪼字与"颔"略同，字亦作"𦠄"作"𦞦"，从口内言之，曰䪼曰颔，从口外言之，曰颐。寿颐按：此即今俗之所谓下颏，是下牙床骨之能自开合者。䪼、颔、颔三字，在许叔重之训诂，虽有不同，然其字从䪼，从含，从合，则必以含容、包、䪼、开合为义，实是无甚大别，故古人久已通用颔字。《公羊宣十五传》：绝其颔。《汉书·班超传》：虎颈燕颔。《庄子·说剑篇》：骊龙颔下。《方言·十》：颔、颐、颌也，南楚谓之颔。皆其同用之确据。足少阳脉加颊车（此以两颊车穴而言，与古书之颔车、颊车，合耳下，全部曲骨而言者不同），下颈，未尝不行于曲骨之两端。（此曲骨，即下牙床骨。其两端，即两颊车穴）凡颊车不利，两颐肿痛，虽似不可不谓为足少阳经为病，然以经历治验而言，则颊车肿痛牵强，实是足阳明胃病，以两颊车之穴，隶属阳明之脉故也。而少阳则循行侧部，颔骨非其专属。盖本经循行之经文，"下大迎"三字，已有讹误，必当从王启玄五脏生成篇之注文作"下颧"为长。又袁刻《太素》，其经文，虽亦作"下大迎，合手少阳于颐"。而杨上善之注则曰："有本云，别目兑眦，迎手少阳于颐，无"大合"二字，以义置之，二脉双下，不得称迎也"云云。则古自有不作大迎之本，虽不为杨上善所取，亦可证"大迎"二字，未必不误。则王启玄别引作"下颧"者，亦必自有所本，尤其可信。盖此条之作"颔痛"及"颇痛"者，即从大迎之误本而来，转展沿讹，犹可想见，《脉经》独作"头角痛、额痛，"无颔字，亦其一证。洁古于此，只作"头额痛"，亦不从《灵枢》之颔字，似亦见到颔非少阳专属之一层。寿颐按：额颅是前发际下正中之部，两鬓角当称头角，亦可称额角，不得仅以一"额"字概之，则少阳为病，径称头痛额痛，亦有未妥。《灵枢》之头痛颔痛，《太素》之头角颠痛，皆与下文"目兑眦痛"四字直接，则文义自上及下，"颔"字"颠"字，当即"额"字之误，此寿颐所以疑为后人因上文大迎而误改者。此额之与颠，固不可从，而《脉经》又称"额痛"，洁古竟作"头额痛"，亦觉不合于少阳之经，独《太素》既作"头角"，《脉经》又作"头角痛"，按之本经循行所过，甚是合符，意者古本当只作"头角痛"，或只作"额角痛"，而各本皆有所窜改软。虽以意逆之，未有确据，然病理所系，甚非细故，必不可忽。至《千金方》又作"头痛、角颔、目兑眦痛"，则尤其有误，更不足征矣。

耳痛鸣聋

【正义】此证虽非经脉篇所有，然足少阳之脉，从耳后，入耳中，出走耳前，至目兑眦。凡两耳前后内外，皆少阳脉循行之部，故耳病虽有虚实之分，而无不属于肝胆之火。以部位言之，固可谓是少阳经脉为病。然论病之源始，又多阴虚于下，气火上浮，冲激清窍，则亦未始非肝胆之本病也。

瘰疬、结核、马刀

【正义】经脉篇亦有马刀挟瘿一证。杨注《太素》，脉从颊车下颈，故病马刀侠婴。（《太素》瘿作"婴"）马刀谓痛而无脓者是。寿颐按以脉络部位而言，则此证自可谓之标病，然推其病源，无非阴营不足，虚火上炎，凝痰烁液，壅于经隧，亦岂仅病在少阳之脉耶？

足小指、次指不用

【正义】经脉篇亦有此证。此足小指之次指，专主第四指，并非小指而言。以此脉出于第四指之端也。（经脉篇循足跗上，出小指次指之端。《甲乙经》《脉经》《千金》皆同。独今本《灵枢》作"入小指次指之间"，误。今袁刻《太素》同《灵枢》，亦误。其下文更有其支者，别跗上，入大指之间一节。如上句果是间字，则复叠矣）

【补】缺盆中肿痛、腋下肿

【补曰】经脉篇有此证。以少阳脉从缺盆下腋故也。

## 实火泻之

【赵注】木旺生火，火有余则为实，故用泻。

【正义】肝胆以相火用事，多火证，少寒证。但火有虚实之分，果属实火，是可泻也。

泻胆

【赵注】相火有余，则胆实，泻火所以泻胆也。

【正义】肝胆病多火少寒，泻肝泻胆，无所区别。赵谓泻火所以泻胆，一似凡是泻火，皆以泻胆，大有语病。

## 龙胆草

【赵注】益肝胆而泻火。

【正义】龙胆大苦大寒，专泻肝胆火之正将。赵乃添一"益"字，是诚何心？

**牛胆**

【赵注】泻胆热，脑中热。

【正义】牛胆猪胆，大苦大寒，皆泻实火。谓泻胆热，同气相求之理，若曰泻脑热，则自有清降之法在，不能以此一物当之。

**猪胆**

【赵注】泻肝胆之火。

**生蕤仁**

【赵注】消火散热，治目赤肿痛。

【正义】蕤仁清泄下行，抑降上升之火。

**生酸枣仁**

【赵注】生用酸平，疗胆热。

【正义】枣仁微酸，能摄纳虚浮之火。此培养心神，收藏耗散之要药，不可与苦寒诸物，同日而语。

**黄连**

【赵注】泻火。益肝胆，猪胆汁炒。

【正义】黄连泻火，妇孺咸知。乃赵氏又谓之益肝胆，且欲加以大苦大寒之胆汁拌炒，而可谓之有益于肝胆，等冰霜于雨露，是暴秦肃杀之政矣。

**苦茶**

【赵注】泻热消痰。

【正义】苦茶气清而味厚，清火泄降，导热下行，可消肥腻食滞。

### 虚火补之

【赵注】肝肾亏弱，相火易虚，故用补。

【正义】阴虚者火易不藏，是为虚火可补，乃补虚，非补火也。赵谓肝肾亏弱，则相火必因虚而暴露，安有用温药以补此相火之理？洁古立此一条，而下文乃曰温胆，自有误会。乃双湖竟以相火易虚作注，则直接是补相火矣，可谓荒谬已极！

温胆

【赵注】胆虚则寒，故宜温补，补气补血，所以温之也。

【正义】胆气虚寒，纯是理想。古称胆寒，犹之寒心家寒云云，岂真寒凉之寒？即古之医书，徒有温胆之名，而实无温胆之药。纵是肝肾阴衰，虚火浮动，则滋养真阴，涵敛相火，乃肝肾两脏治法，不可归于胆火门中。所以洁古此条，药用人参、归、地，未免不伦不类。寿颐谓肝胆阴虚火动之题面治法，在收摄不在滋补。不如去此温胆名目，而立摄纳一条，则涵敛浮阳，庶与虚火两字，铢两相称，如枣仁、白芍、萸肉、乌梅、龙骨、牡蛎之属，皆肝胆虚火，必需之品，名正言顺，可为用药程式矣。

### 人参

【赵注】甘温补气，正气旺则心肝静。

【正义】人参补阴补虚，本属阴药，谓治虚火，谁目不然。若谓治肝胆之火，终是笼统不切。赵氏以正气旺则心肝静作注，纵能勉强牵合，实则附会之词，非药理真相也。

### 细辛

【赵注】辛益肝胆。

【正义】大辛大温之品，谓可助肝胆之火，岂不直捷了当。然试以病情言之，究竟有肝胆火动，而可用温燥助之之理否？

### 半夏

【赵注】补肝润肾，除湿化痰。

【正义】肝胆火炎，助痰肆虐，半夏乃是要药。若曰温胆，终是名不正，言不顺。赵谓补肝，已是去题万里，再曰润肾，更属奇谈。

### 当归

【赵注】和血养血。

【正义】当归甘温而辛，行血益血，谓补虚火，本是恒情，然果肝胆阴虚，而浮火不辑，则非泛用之品。唯恐辛温气升，动而不静，反助其焰。

### 炒蕤仁

【赵注】补肝明目。

【正义】蕤仁重坠，颇有涵敛虚火之妙。

### 炒枣仁

【赵注】专补肝胆，炒熟疗胆虚不眠。

【正义】枣仁养心液，是补心宁神，无上妙品，而又微含酸收气味，则摄纳虚阳，招纳耗散阳气，尤其妙用。其能治不眠者，正是安神涵敛之功。谓是补虚，尚属空话，实非病理真相。赵谓专补肝胆，反是笼统浮泛之谈，岂真知药理者耶！

### 地黄

【赵注】补阴生血。

【正义】地黄治虚火，笼统已极，此俗所谓七寸三分之帽儿，无处套不上者，最是医学中鄙陋之习。寿颐每见此等语气，辄作三日恶，试问与本条温胆名目，称乎不称？

### 本热平之

【赵注】不言本寒者，已具温胆条中，省文也。

【正义】本热原与实火无甚区别，下文所谓除火，亦与泻火何异，叠床架屋，是可删也。赵谓不言本寒，须知肝胆何有寒证，世谓胆寒，岂是真寒？赵乃谓已具温胆条中，则上条诸药，又岂果是胆寒之主宰耶？

### 除火

【赵注】泻胆条中，亦多降火之药，但火兼虚实，前言其实，此兼言其虚。

【正义】有火可除，明是为实火定法，乃曰兼言其虚，何必多此蛇足。

**黄芩**

【赵注】泻实火。仲景柴胡汤为少阳里药。

【正义】黄芩泻火，本是彻上彻下，无一不治之药。肝胆有火，亦所必用，何必附会到仲景柴胡一汤，勉强牵合少阳本题。且柴胡实是少阳表寒之药，而双湖偏可谓是少阳里药，信手拈来，不顾理之难安。赵氏愚而自用，可谓极矣。

**黄连**

【赵注】解见前条。

**芍药**

【赵注】泻肝胆，能于土中泻木。

【正义】芍药能摄纳泄散之阴气，以治肝胆，本以涵阴，是柔木，非伐木，不可谓是泻火之药。"土中泻木"四字，在近人固恒有是言，然其理究竟若何？苟以文字义理求之，实在不可索解。

**连翘**

【赵注】除少阳气分实热。

【正义】连翘清空，导上焦之火，使之下行。肝胆火升，侵扰上焦者宜之，非治肝胆本脏之实火。

**甘草**

【赵注】入凉剂则泻邪火。

【正义】甘草清火，盖以甘缓之之意，究非泻火专药。赵乃竟以为可泻邪火，终是言之太过，世又有所谓甘温能除大热者，则以虚阳外浮言之，更不可误认为有余之邪火。

### 镇惊

【赵注】肝藏魂，有热则魂不安而胆怯，重以止怯，所以镇之也。

【正义】惊是心神为病，镇怯固是一法。若以生理病理言之，实与肝胆无涉。徐之才用药十剂，本有重以镇怯一条，赵氏改为重以止怯，则文义似通非通，是之谓点金成铁。

### 黑铅

【赵注】镇心安神。

【正义】黑铅重镇，能坠热痰，亦能摄纳虚浮之气火。以其色黑，故直入肾家也。凡镇重之质，如铁精、铁落、代赭石、石英之类，功用皆同。

### 水银

【赵注】主天行热疾，安神镇心。

【正义】水银镇坠，然必煅炼用之。如灵砂丹之类，古方不少，若炼不合法，则为害滋大。赵谓治天行热疾，已是闻所未闻。又谓安神镇心，则自有驯良之药，何以用此？此洁古已是误会，而双湖更如涂涂附矣。

### 标热和之

【赵注】不言标寒者，少阳半表，所主在筋，邪入于筋，较肌肉更深，则寒变为热。

【正义】少阳肝胆，其本病则多火而少寒。虽是伤寒之邪，传入少阳，其证已口苦耳聋目眩，无一非肝胆横逆之火，故无标寒。赵氏必以肝主筋曲为附会，抑知筋病是肝病，何可与经脉为病，混作一气。

和解

【赵注】和法较解肌更轻。

【正义】少阳属火，不可发散，发之散之，则势焰益烈，为祸极炽。古人所谓和解，原与解表之解字，绝然不同，胡得与解肌一层较量轻重？

## 柴胡

【赵注】足少阳表药。

【正义】柴胡确是足少阳经表寒之药，发汗升阳，力量轻迅，必有表寒遏抑，肝胆之气，郁结不达者，始可用之。仲景小柴胡汤，治口苦耳聋目眩，固皆肝胆郁塞之证。则为伤寒言之，寒束其外，木郁不宣，抑塞而为以上诸证，则以柴胡疏通少阳，使肝胆之气舒，而郁塞自解，《经》所谓木郁达之者，其义如是。若温热为病，及肝胆火动诸病，少阳之气，固已日长炎炎，其证亦如伤寒之所谓口苦耳聋，目眩欲呕，胸胁满，胁下痛，则皆是怒木鸱张，势焰不可响迩，此唯清泄抑降，以柔驯之，犹虞不及，万不可误用柴胡，助其升动，此亦伤寒与温热不能同治之一端。洁古此条，以柴胡为少阳和解主药，仍为伤寒言之，若以概治温热，及杂病中肝胆各证，则无不火上添油，其祸翘足可待。然金元明人，皆不知此中界限，妄引仲师成法，无不误用，此柴葛解肌等方之所以毒痡四海也。

**芍药**

【赵注】泻肝火，入肝经血分。

【正义】白芍摄纳耗散之气。故能涵敛肝火，是柔驯刚木，所以抚驭其横逆，与苦寒之泻火不同。

**黄芩**

【赵注】足少阳里药。

【正义】此是泻肝胆有余之火。

**半夏**

【赵注】发表开郁。

【正义】肝胆火炽，每多灼液成痰，变生诸恙。半夏降逆化痰，故亦治肝胆诸病。赵谓开郁，犹为近似，又称发表，怪不可言。

**甘草**

【赵注】入汗剂则解肌。

# 肝

肝藏血，属木，胆火寄于中。主血，主目，主筋，主呼，主怒。

【正义】肝禀春生之气，合德于木，刚果用事，气焰易动，自能生火，本与胆腑同一体用，不必谓胆火寄于肝中。其主目者，目有神水，系乎肝肾真阴，阴液旺则精采奕奕，阴液耗，则所见眊眊，望而可知，神情昭著。惟藏血一说，虽出于《经》文，其源甚古，谁敢轻加评隙。然以生理言之，心为血之总汇，而其余脏腑，则皆以血管维系之，大体皆同，无甚区别，则《经》文肝藏血脾统血两层，不过言此二脏之血管本多耳，非真有血之藏在肝中也。


## 本病

诸风眩运

【赵注】肝主风木。眩运，风火之象。

【正义】至真要大论谓：诸风掉眩，皆属于肝。盖肝胆禀厥阴风木之气，以火用事，火盛则风从而生，气火俱浮，上攻巅顶，轻则眩运，重则颠仆。无非肝火肝阳，升腾太过为病。

僵卧、强直、惊痫

【赵注】诸风火上炎，筋脉受伤之证。

【正义】此即昏瞀暴仆，痉厥尸寝等证。在《素问·生气通天论》则谓血菀于上，使人暴厥。调经论则谓：血之与气，交并于上，则为大厥，厥则暴死。知吾国旧学，亦早知是气血菀结于顶巅之上，而为昏厥暴仆，正不待西学家"血冲脑经"四字，始知其病在于脑。其强直、瘛疭诸症，则至真要大论所谓：诸暴强直，皆属于风。诸热瞀瘛，皆属于火。五常政大论所谓少阳所至，为瞀昧暴病，为瞤瘛暴死。又皆风火交煽，气血上扬，冲激脑经为病，则其本皆在肝胆，已无疑义。虽经脉篇足厥阴条中，未有此等病状，或者古人意中，知是顶巅为病，不能隶属于一脏，而洁古补入肝脏本病，则推其发病之源，肝火肝风，实是确不可易。赵双湖但谓筋脉受伤，则从前理想之辞，固无一人能知是脑神经之失其知觉运动者也。

两胁肿痛、胸肋满痛

【赵注】肝脉贯膈布胁肋，肿痛满痛，似属标病。但肝为雷火，诸逆冲上皆属于火，则胸胁作痛，皆火逆为之，况经脉伏行之地，在内不在外，故属之本病。

【正义】胁肋肿痛，胀满支撑，固是肝胆为病，然经脉篇足厥阴脉条中，但言胸满，而不及胁肋者，以足少阳脉条中，已备载之，正不必复叠重出，徒成骈拇耳。于此益信西医学说，谓肝胆为病，体用皆同，不能分别者，实能窥透生理之真，而吾国上古真传，固已稳稳然具此条理，但书缺有间，言之未详耳。洁古补入肝病本条，自有至理。寿颐于胆病条中，已备论之。但赵注以雷火冲上，展转附会到胁肋上去，反为迂远不切。

疝痛

【赵注】标病中有癫疝、小腹肿痛，而此列之本病，以腹中作痛，皆得名之为疝，非必下连睾丸也。

【正义】疝为气病，古有七疝五疝等名，皆以腹痛为主，无非肝络不疏，气结郁滞所致。经脉篇本条有丈夫颓疝，妇人少腹肿一条，又有肝所生病者狐疝一条，实皆赅诸疝而言。盖少腹结痛，皆是疝类，赵谓：'不必'下连睾丸是也。

癥瘕

【赵注】血积为癥，气聚为瘕。

【正义】"癥瘕"二字，虽微有轻重之分，而同为肝络不疏，血凝气滞所致。

女人经病

【赵注】血室属于肝经。

【正义】月事本非血管中之血，西学家且谓是子宫中所生之液，以备胎孕之需，故年未及笄则不至，年将大衍则自绝，而其人之气血周流，依然无恙，则与血脉之血，各有门径，尤其显著。中国医家，以经有肝藏血、脾统血之明文，遂以月事为病，属于肝脾两脏，似尚是想象得之。洁古录此于肝病门中，盖即此意。而经脉篇足厥阴脉条中，无此一层，则古人意中，未必果以月事之病，属于肝脏。唯肝家气滞，则血病皆从此而生，月事虽非脉管中之血，而调则百体俱安，愆则诸恙蜂起，固与血病异流同归。养肝滋液，而经事可调，又治验之历历可据者。洁古补此，亦有至理。盖足厥阴之脉，循阴股，环阴器，前阴诸病，本是厥阴所司，则子宫为病，未始不与厥阴之脉息息相通者也。今本《灵枢·经脉篇》作"过阴器"，考《脉经》《甲乙经》《太素》《千金》无一不作"环"者。虽似无甚大别，然环为环绕，过则经过而已，实是大有不同，以此知今本《灵枢》，最不可据。

【补】腰痛不可以俯仰。

【补曰】经脉篇：足厥阴脉，是动则病腰痛不可以俯仰。寿颐按：腰痛本是肾病，而经脉篇系之足厥阴肝经者，盖肝之与肾，皆赖真阴以为生生之本，二脏阴虚，则木本水源，无以荣养，而腰脊为之不举，所谓乙癸同源者也，故腰痛为肾肝之同病。

【补】嗌干

【补曰】经脉篇有此证。以脉循喉咙之后，上入吭颡故也。虽是经脉所过之地，然肝胆火炎，循经上灼，咽为之干，亦是本脏为病。

【补】面尘

【补曰】经脉篇有此证。寿颐按：足少阳脉条中，亦有是证。可知肝胆为病，彼此皆同，虽是西学家之论，得此可知吾国中古言生理者，早已具此条理。杨上善注《太素》曰：肝合足少阳，阳盛并阴，故面尘色也。今

《灵枢》"尘"字下有"脱色"二字，义不可通。《太素》无之，是也。

【补】呕逆

【补曰】经脉篇是主肝所生病者条中，有此一证，则肝胆之气上乘为之也。

【补】飧泄

【补曰】经脉篇有此证。肝主疏泄，疏泄太过，则大便不约，而泄利不化矣。

【补】遗溺、闭癃

【补曰】经脉篇有此证。足厥阴之脉，环阴器，故遗溺闭癃，皆属肝病。寿颐按：最古医书，皆有癃病，而汉唐以下，则无此病名。莫枚士《研经言》，有释淋一篇，谓《灵》《素》《本草》有五癃、癃闭之名，而仲景以下皆无之。杨上善《太素》注：癃，淋也。因知淋癃乃一声之转。《毛诗·皇矣》："与尔临冲"。韩诗作"隆冲"，是其确证。寿颐按：《说文》有"癃"字，训罢病也。《汉书·高帝纪》："年老癃病勿遣。"师古注：疲病也。《淮南·览冥训》："平公癃病。"注：笃疾。《史记·平原君虞卿传》有罢癃之病。《索隐》："疲疾。"皆不明言为何病。莫引《太素》杨注：以癃为淋。考《太素》一书，四库馆所未收，则当时吾国，确未有此本，莫氏所引，或从他书转引而来。乃近见袁氏、肖氏两家新刻《太素》，则第八卷经脉之一，肝足厥阴脉条中

"遗尿闭癃"，果有杨注："癃，篆文痳字，此经淋病也"
之语，是杨氏以淋训癃，确然无疑。莫氏谓《素问》说
癃者一日数十溲，则膀胱之胞罢疲矣。故得假借取义。
寿颐按：今本《说文》，训痳为疝病，似许叔重之训诂，
不如杨上善所引。然《一切经音义·二十》引《说文》，
则痳字训小便病也，是五淋之淋。古本《说文》果作
痳，《声类》亦云"痳，小便数也。"则淋字从痳，已无
疑义。而医家只以淋字为之，亦以从疒之痳字罕见，故
通用习见之淋字。而淋之本义，虽曰淋漓，在水之流利
一面说法，然淋漓之后，水流将绝之时，即为淋沥，颇
与小便不爽者相合，故亦得借用。况乎古言五癃，后人
则曰五淋，亦甚符合，知癃之与淋，确是一字，莫氏之
说可信。宣明五气篇言膀胱不利为癃。刺疟论言小便不
利如癃状。是癃之为病，固只以小溲不快而言，非绝
不得溺之谓。则徐洄溪《兰台轨范》必以癃、淋两两比
较，认为两种病形，终是强作解人，莫枚士讥之，谓为
识字之难。盖洄溪老人，本非长于小学者，致有是误，
谁谓医果小道，可不博闻多识耶？

### 标病

寒热疟

【正义】寒热往来，虽曰少阳经病，然肝胆之体用
皆同，故洁古亦以为足厥阴经标病。然疟病究是暑湿风

寒之外感，及湿痰食之内滞者为多，不可谓专是厥少两经之病。

头痛

【赵注】脉上额会于颠。

【正义】肝胆阳升，头痛最烈，非仅经脉之病，洁古列于标病条中，尚有误会。双湖但知脉上会颠，仍是望文生义而已，非病理之真也。

吐涎

【正义】呕吐亦肝胆之气逆上，胃不顺降为病，非仅标病。

目赤

【赵注】脉上连目系。

【正义】足厥阴脉，上连目系；足少阳脉，起于目兑眦。故目赤虽属风热，未有不挟肝胆之火者。

面青

【赵注】脉行颊里。

【正义】此肝病而本脏之气色外露，必不可谓为标病。

多怒

【赵注】怒必外见辞色，故为标病。

【正义】肝性易动，善怒是其本病，《经》有明文。洁古列于标病，岂非误会？而双湖能以外见辞色，强为解嘲，抑何可笑乃尔！

耳闭

【赵注】少阳脉入耳中，肝之表也。

【正义】此亦肝胆气火上逆，有升无降为病。

颊肿

【赵注】脉行颊里。

【正义】肝胆同病，不一而足，益信西学家"体用皆同"四字，最能窥见菥结。

筋挛

【赵注】肝主筋。

卵缩、丈夫癫疝，女人少腹肿痛、阴病

【赵注】脉绕阴器，抵小腹。

【正义】经脉篇亦有此条。前阴固厥阴之络也。卵上缩，出于《内经》，其来古矣。然字书"卵"字，从无阴丸一义。又睾丸之"睾"字，此义亦不见于字书。最近百年之间，小学家项背相望，而从未有注意及此者，可谓字学中之异诘矣。

## 有余泻之

【赵注】肝实则为有余，故用泻。下分五法。

【正义】肝胆木火，最易横逆，气之冲激，火之燔灼，皆属有余，是可泻也。

泻子

【赵注】心为肝之子，泻心火，所以泻子也。

【正义】实则泻其子，本是通套语，所谓子能令母虚者是也。但肝之子为心火，凡泻心之药，未有不能兼泻肝火者。以苦寒泄降，本是实火通治之法，则如芩、连、丹、栀之类，药品甚多。而洁古只录甘草一味，其意云何，殊不可晓，然其理甚明，举一反三，亦非难事。

### 甘草

【赵注】泻丙火。

行气

【赵注】肝主血，而气者所以行乎血。气滞则血凝，行血中之气，正以行血也。

【正义】肝之有余，虽曰肝火肝风为病，然风火不自生，唯气焰太盛，则风火皆炽。肝之所以有余者，实皆气之有余耳。故泻肝而不知理气，苦寒逆折；反有郁遏闭塞之苦，而肝乃益横，此行气一层，断推治肝必需之要，疏之达之，柔之降之，俾气机调畅，而肝病自驯，正不仅泄气破气之正面文章也。

### 香附

【赵注】血中气药，调气开郁。

【正义】香附通行十二经，能于血分之中，导达气滞，气药中之最驯良而不嫌其燥者，断推行气之首药。而俗子误认是妇女专用之品，则所见小矣。

### 川芎

【赵注】行气破瘀，血中气药。

【正义】川芎芳香升举，肝气遏抑，而不能调达者宜之。若气火有余，横逆恣肆，而亦用此，即是教猱升木。此确是行气之要药，然为利为弊，不可不辨别病情。

### 瞿麦

【赵注】破瘀利窍。

【正义】瞿麦宜专用其花蕊之外壳，能宣导气分之滞，泄利下行。

### 牵牛

【赵注】泻气分湿热，通下焦郁遏。

【正义】牵牛破气猛将，非湿火闭塞于下，不可擅投。

### 青皮

【赵注】入肝胆气分，破血散血。

【正义】青皮坚实，故重坠直达下焦，宜于下焦气滞诸病。然宣通而非遏抑，虽曰破气，犹非峻品，不可与牵牛同日而语。

【补曰】肝以气火用事，肝病多火，然火不自动，必气先动而后火生风生，为祸斯厉，故肝病多是气病。然治肝必先理气，亦非仅破泄消耗，可尽理气之能事也。洁古但录香附、川芎、青皮三物，宣通畅达，已足

253

呈功。抚驭柔训，未尽妙用。而瞿麦、牵牛专以攻尅见长者，实非气分之将。肝气乃病理之一大门，善调其肝，以治百病，胥有事半功倍之效，此非仅上列数物，可以无投不利者，故举所知，以补其缺。

## 【补】川楝子

【补曰】川楝子清肝，最为柔训刚木之良将，凡胸腹䐜胀，胁肋支撑，上之为头痛耳痛，胃脘心痛；下之为腹痛，少腹疝痛。无论为寒为热，类多肝络窒滞，气不调达，有以致之。香燥行滞一法，固可以利其运行，然唯血液之未甚耗者，能为之推波助澜，则气为血帅，而血随气行。若果阴液大虚，虽振动之而疲馁不前，斯气药终无所用，且反以增其燥结之苦。则唯清润和调，柔以驭之，尚可驯其横逆，此金铃子之平肝，固非芳香诸物之可以一例观者也。

## 【补】白芍药

【补曰】白芍为《局方》四物汤之一，俗子只知为补血之主药，究之气清味薄，滋补之力何若？唯能收敛耗散之阴气，摄纳而涵藏之，故为治疗诸痛，唯一之良药，实是肝胆气浮，恣肆横逆，必需之品。

## 【补】山萸肉

【补曰】萸肉滋润味厚，世亦共知为峻补肝肾之用。然酸敛有余，滋填不足，摄纳元阴是其专职，故肝肾阴虚而气火不藏者，断推必需之品。柔驯横逆，效力尤在白芍之上。是为肝胆气旺，荡决莫制者，无上妙药。今人盐山张寿甫氏最善用之，且独用重用至四两一剂，是奇而不乖于正者。

### 【补】天仙藤

【补曰】天仙藤即青木香之藤，气味清芬，而不燥烈，蔓延极远，是能疏通络滞，宣导以利运行者。

### 【补】青木香

【补曰】青木香古所未闻，故入药亦甚罕见。芳香清洌，不失之刚燥，以治肝脾气滞，效力极灵。而其质坚结，入土甚深，且不易长大，故止能降泄开通，而无升散以助气火上浮之弊。

### 【补】广木香

【补曰】广木香气味浓烈，其质空松，故四散流通，彻上彻下，以治气机窒滞，大有奇功。而微嫌刚燥，不甚和柔，则液耗者忌之。且体轻气浮，肝胆有余，上升太过之病，亦当知所避忌。

### 【补】天台乌药

【补曰】乌药气味皆薄，质亦不重，是为行导气机轻灵之品。不刚不燥，是肝脾气分之最驯良者。而俗子反畏其燥，几与广木香同类而观，则未尝于物理上细心体察之耳。

### 【补】玄胡索

【补曰】玄胡索虽曰入血，而善行气滞，其质虽坚，然不重坠，流气之效颇著，以治气机不利，闭塞䐜胀，胸胁脘腹诸痛，最有捷应。而定逆顺降，不失之猛，故治吐溢咯衄，使不上升而血可止，非如大寒暴折者，每有留瘀结塞之弊，且亦无攻破下泄，重损真气之虞。能解肝脾两家郁结，尤其专长，和平而有速效，绝无刚燥猛烈之害，而世人只知为破血重剂，畏而不用，负此良药矣。

【补】**郁金**

【补曰】郁金重而能降，亦入血分，流通气滞，古人亦有破血之说。然不过顺导泄降，疏而通之，非以涤荡剋削为长。善解郁窒，故得是名。实在功用，颇与玄胡相似。

【补】**蔻仁壳、砂仁壳**

【补曰】蔻仁、砂仁，善行气滞，尽人所知，实是肝脾两脏宣通气化之要药。但嫌其燥，液虚渴饮者，宜知所避，近多单用其壳者，则较为轻灵而无耗液之虑。又有喜用豆蔻花、川朴花者，似失之太轻，未能胜任，则三吴之习气，取其新颖，聊为辅佐，断不足以独当一面也。

【补】**竹茹、丝瓜络**

【补曰】竹茹、瓜络，世恒以为宣络化痰之辅助品，似乎无足轻重。然入络以助气血之运行，实是无微不至，亦肝脾气滞之良导师也。

**【补】广陈皮、橘叶、陈香橼、枸橘**

【补曰】广陈皮行气，虽曰习用之物，无人不知，然宣通肝脾窒滞，疏达气机，洵是辅佐之要品。橘叶青芬，无燥烈之弊，而色青味厚，尤为肝经专药。香橼、枸橘，气疏以达，而不失之猛，无虑其耗伤津液，皆是宣导之良材。

行血

【赵注】血凝滞不行，则为实。旧血不去，则新血不流。破血乃所以行血也。

【正义】血随气行，气为血帅，肝络气滞，则血行亦滞，故行血亦治肝病应有之事。然所谓行者，本以流利疏通为义，复其循环之常而止，不必专以破瘀立论。双湖必以破血作注，已失行字界限。中医言气血运行，一昼一夜，五十度周于身。西医言发血迴血，有大循环、小循环两道，血行之常，中西两家学说，彼此符合，行血本义，如是而已，正不必专以破瘀说也。

**红花**

【赵注】入肝经，破瘀活血。

【正义】红花轻扬，助血流行，和平不猛。用之太过，则助其奔迅，而有血溢血泄之弊。如果积瘀，则尚非红花所能攻破，以其性甚轻，无导瘀峻行之力故也。

**鳖甲**

【赵注】色青入肝，治血瘕经阻。

【正义】鳖为介属，潜伏暗陬，故力能深入，直达肝肾血分，为养阴潜阳无上妙品。治药物学者，每谓鳖甲破血消积，以其甲能自解，有宣化消散性质，故能攻破癥积，观《金匮》鳖甲煎丸，为治疟母祖方，用之辄应，似鳖甲果有破积妙用。唯鳖甲煎丸，聚集诸般蠕动之物，故能透达经络，搜逐瘀积，渐以消溶。其以鳖甲为君者，领之直入肝经耳。今以鳖甲滋填肝肾，涵敛浮阳，效力历历可指，而实无扰动血络之弊，乃知破血二字，尚是言之过甚。欲治癥瘕癖积，实非鳖甲独力，所能胜任。赵谓色青入肝，是也。谓治血瘕，殊非真相。但甲能自解之能力，故妊娠及月事过多，下元不摄者忌之。

### 桃仁

【赵注】厥阴血分药，泄血滞，生新血。

【正义】草木之实皆坚重，入药多含下降性质。而核中之仁，尤其坚者，更无一非下行为用。桃仁下血，是其专职，唯尚不猛烈，质又多脂，流通润泽，助血运行，初非一往无前，峻削无度者可比。古称其能破瘀生新，则瘀者行而新者乃能周流不滞耳。

### 莪术

【赵注】入肝经血分，破血消积。

### 三棱

【赵注】同上。

【正义】三棱、莪术，世咸知为攻破血瘀，消磨癖积，峻厉之药，然实力却是无多，不能应验。活血行血不如桃仁、红花、元胡、归尾；消癖不如鳖甲煎丸，徒有威名，全无实效，不足道也。

### 穿山甲

【赵注】专能行散，入厥阴通经。

【正义】鲮鲤周身坚甲，入土穿坚，其力甚猛，顾名思义，其性可知。故其甲能入血溃坚，破泄淤滞，于疡科能消坚肿之巨块。将成未成时，用之恰当，亦能化坚为软。其已成脓而不能透毒外达，漫肿无头，平塌不起者，立能肿高焮突，根脚围束，效如影响，行血之力，如是之捷。唯走窜太迅，亦必耗气，故非不得已时，亦不必轻率援用。俗传疡科，有所谓仙方活命饮者用此，乃曰通治已溃未溃，且谓不问有脓无脓皆效，药最丛杂，断不可用。

### 大黄

【赵注】大泻血分实热，下积通经。

【正义】大黄逐血，确有实热淤积者宜之。其血溢于上，大吐大衄者，则皆气火上浮，有升无降，亦可以此导之下行，平其逆涌，非专以为荡涤计也。如嫌峻厉，则炒炭用之，止血顺降，不伤于迅，颇有捷效。

### 水蛭

【赵注】逐恶血、淤血，破血癥、积聚。

【正义】水蛭善于吮人之血，是逐血最峻，而亦最捷者，久瘀癖积，非此不除。只入丸子，缓缓图功。仲景鳖甲煎丸，大黄䗪虫丸皆以蠕动虫类，作丸缓治，大有深意。向来皆谓必须炒透，如其制法不良，服之且能害人，今唯张寿甫氏谓生用始有效力，屡经亲验，非诳语也。

### 虻虫

【赵注】破血积、坚痞、癥瘕。

【正义】虻虫亦吮血之锋厉者，与水蛭功用皆同，故恒并辔齐驱，如骖之靳。

### 苏木

【赵注】入三阴血分，破瘀血。

【正义】苏方木色泽殷红，轻用活血，重用破瘀，此与红蓝花情性最近，一草一木，异曲同工，可称二妙。

### 丹皮

【赵注】破积血，通经脉。

【正义】丹皮凉血，清肝妙品。

【补曰】肝脾两脏，皆主大气之斡旋。脾气运行，则输化精微，而百骸滋养；肝气疏达，则经隧通利，而百脉和调。唯两脏之气道乖违，而诸病乃接踵以起。且血随气行，气机既滞，则血未有不停顿瘀积者。故凡百血病，无不统系于肝脾两经，此吾国医家，所以有肝藏血脾统血之笼统语，在生理上固不能证实，而以病理治法言之，则未尝无息息相关之妙用。唯血以周流无间为职，所谓行血者，只以通利遄行，恢复其循环之常度而义已足，本不专属于攻瘀一层。洁古此条，仅录破逐之药，颇于行血本旨，踰越界限，爰采流动轻灵之品，和血活血，而亦能养血，不失于攻破峻厉者，以符"行"字之正义，以补易老之未及。

【补】三七

【补曰】三七今有数种，以产蓝田者为正，质坚而降，以治上溢失血，能顺导气火下行，止血颇捷，而性本温和，入络化瘀，无留滞贻患之弊，亦无破泄伤正之虞，断推血家无上要药。别有一种草木，枝叶蓬蓬，高四五尺，庞然成一大丛，叶多岐尖锐，面青背紫，园圃中莳之者颇多，亦名三七，采鲜叶捣烂塞鼻，能止血衄，而根极细，其力必薄，不足为内服之药。

【补】大蓟　小蓟

【补曰】二蓟止血，尤以小者为胜。其实在功用，亦在"通络降导"四字，而无留瘀之弊，并不以攻逐滋害，亦血家之驯良品也。

【补】丹参

【补曰】丹参入血，含有温和润泽之义，能流通而不嫌其走窜迅速，亦非滋填守补者可比。古称一味丹参，功同四物，盖言其守而能通，有似于四物汤一方之或通或补，本有意味可寻。然俗子竟因此而认为补血上品，诚是大误，乃或者又以为有破瘀之能，亦殊不确。但性有微温，自然流动不滞耳。

**【补】紫草**

【补曰】紫草专清血热，是寒凉之品，大吐大衄之气火甚炽者宜之，亦善治一切血热症。其色深紫，流通活泼，守而能行，非其他寒凉直折，遏郁闭塞者可比，故亦无留瘀之患。

**【补】藏红花**

【补曰】是物产于西陲，形与红花甚近，长逾倍而色殷红，摘取四五蕊，沸汤瀹之，色泽最浓，迥非普通红花能及。活血力量，自必倍蓰，但不可过用，恐扰动络脉，有血溢血泄之变耳。且代价颇昂，非可贫富与共，今浙产有杜红花，色泽亦佳，可通用也。

**【补】鸡血藤　鸡血藤胶**

【补曰】此藤产深山之中，蔓延极远，活血之力甚迅。鸡血藤膏，市上最多赝品，吾嘉钱氏，竹汀先生之裔，仁和王文勤之妻弟也，钱之箧室，又即文勤五公子之妻母，体本孱弱，年未不惑，经事甚少，自谓血虚宜补，适王督云贵时，赠有鸡血藤胶，乃独用二两许，分四五日服之，竟至崩中。寿颐为之大补大固，渐以即安，则是物之活动流通，已可概见。此固良药，然不善用之，为祸如斯其烈，则凡非习用之物，医者笔下，不可不斟酌谨慎也。

镇惊

【赵注】邪入肝经则魂不安而善惊。逐风热坠痰涎，皆所以镇之也。

【正义】肝胆火升，变幻万状，惊狂癫痫，固无一非肝家之病，实即西学家之所谓血冲脑经病，而《素问》固早有上实下虚，为厥癫疾之明文。凡神志之迷蒙，痰涎之壅塞，皆由气升火升，上而不下为虐。诚能镇摄此升腾之气火，则上冲之势焰息，而脑神经不受震激，怒涛骇浪，顷刻胥平，复杯得安，其效最捷。徐之才十剂中之重以镇怯，固即为此而设。洁古立此一条，固明知肝火上逆，肝风上扬，非镇不可，但尚不知镇坠一法，为用孔多，岂仅仅限之于惊狂癫痫数者。在今日脑神经之病理昌明，而镇摄之功，其用最大，则不如迳以"镇摄"二字标题，庶于病情较为密切，而于肝脏病源，亦复无甚抵触矣。赵双湖只谓邪入肝经则惊，抑知神魂不安，本是肝胆气火上浮，不可误认外来之邪。如果外邪，岂有不散邪而可用镇坠之理？又谓逐风热即所以镇之，不知此是肝气横逆，生风生热，故镇之则风息而热平，非外感之风热，奚能与驱逐之义同日而语？赵氏颟顸，并此内因外因之极易辨者而犹未知，何必强颜著书，动手便误。

### 雄黄

【赵注】得正阳之气，入肝经气分，泻肝风。

【正义】雄黄重坠，谓能镇肝胆之逆，似无不可。然此石气雄，自以辟恶除秽为专职，实非治肝正将。赵氏谓泻肝风，则风而可泻，岂非闻所未闻？

### 金箔

【赵注】金制木，重镇怯。治肝胆风热之病。

【正义】金属最重，皆能镇摄肝胆升浮之焰，而金属皆凉，又能清有余之木火。

### 铁落

【赵注】平肝，去怯，治善怒发狂。

【正义】经言生铁落者，下气疾也。古法有用铁精铁锈，并有所谓铁华粉、铁浆者。其义皆同，无甚区别。

### 珍珠

【赵注】泻热定惊，镇心安神。

【正义】珠乃蚌蛤之精华，介属潜藏，皆能涵敛浮游之阳焰。而清凉重坠，则镇摄逆上之气火，洵是有功。但实在效力，珍珠之贵，亦只与牡蛎、决明等，大同小异。而世咸以为无上妙品者，则以价值连城，斯为珍重耳。寿颐窃谓牡蛎玳瑁之属，平息肝家风火，复杯成功，亦未必不如珍珠之可宝，差足为微贱之物，增重身价，在富贵家闻之，必曰此是书生寒酸故态，不识珍宝。须知药物原理，必以平易有功为主，方能予取予求，用之不竭，非可以价值之重轻，定药性之良窳。如必贵重而始能奏功，则富贵人有不死之药，而贫苦者将何以济危。医生药笼中，岂赛珍会上可比。吾乡有某俗医者，每遇病重，则药价必随之而重，犀、羚不效，继以珠、黄，甚至脑、麝皆入煎剂，既杀其身而又足以破其家，最是梦想不到之奇祸。初不料医之害人，竟至变幻如此。然此医卒以自杀其身，自破其家，种瓜得瓜，凡吾同道，尚其慎之！

**代赭石**

【赵注】镇虚逆，治血热。

【正义】赭石清降镇坠，定痰气之上壅，利于实热。而肾虚气喘者，须知有一发千钧之虑，不可不慎。赵乃谓镇虚逆，适得其反，今盐山张寿甫乃以人参同用，颇得调剂之宜。

**夜明砂**

【赵注】泻热散结。

【正义】夜明砂乃伏翼之屎，故为下行镇热之药。

**胡粉**

【赵注】坠痰消胀。

【正义】此亦铅质，故能重坠劫痰。然有大毒，不可妄用。

## 银箔

【赵注】镇心明目，去风热癫痫。

【正义】此与金箔相似，非可多用之物。妊娠最忌金石镇重，谓为碍胎。而乃有通行之银苧汤，银既坠矣，苧麻又是滑润，皆与妊忌相反，而相传以为安胎之药，最为可骇。然用之者确未见其害，抑又何也？

## 铅丹

【赵注】坠痰去怯。

【正义】此亦铅质，镇坠劫痰，与胡粉同，而弊亦相同等。古治癫痫用之，然非可多服之品。

## 龙骨

【赵注】收敛浮越之正气，安神镇惊。

【正义】龙骨是矿物，重能镇怯，涩能固脱。虚阳浮越，变生诸恙者，必需之品。而俗子只知为止汗固精之主药，陋哉！

## 石决明

【赵注】除肝经风热。

【正义】石决介属，潜藏浮阳之妙药。世俗只知重坠，故能平肝，尚是皮相。

【补曰】徐氏重可镇怯，本只为心神飞越，游魄不安诸病而言。其亦能治癫痫者；古人亦谓此是神魂浮越，镇坠压之，而其义已足。初不知"镇坠"二字之中，尚有无穷之妙蕴也。洎乎近世，西学东渐，乃始知脑有神经，其用最大，而脑经为病，其变最多。顾其所以致病之源，要不外气升火升，血冲入脑所致。从可悟到《素》《灵》"癫疾"二字，数见不鲜。所谓气上不下，上实下虚云云，早已明诏后世，病在巅顶，实与西学家言，心心相印。则汉唐以下，仅知为癫痫、癫狂、癫痴，而不能识是巅疾者，正坐不识字之咎耳。而更为推究其气火所以上升，以致冲激入脑之源，则无非肝木太横，化风上扬。即在神魂飞越诸病，其理亦同源共贯。则重镇诸药，即是此病无等等咒。且重剂队中，又尚有两层作用：一则仅取金石坚刚，镇之于上，以物质为压迫，犹是浅而易知；一则兼用介类潜藏，引之于下，以物理相制伏，尤为神化莫测。彼浅见者流，仅谓牡蛎、决明诸物，厚重有余，能定浮焰者，尚是袭其貌而遗其神，未足与语气化吸引之妙用。则洁古于此，只录金石而不及介类者，缺漏不少，爰本是义以补苴之。皆肝火陡升，血冲脑经者，至不可少之主将，而亦心阳浮越，神魂不安之无上灵丹也。

**【补】苍龙齿、五花龙骨**

【补曰】龙骨、龙齿，古书认为真龙之遗蜕，故谓为禀神灵之余气，能收摄飞越之神魂，其说固失之诞妄。然虽是石质，而坚重粘涩，直入下焦，以招引上浮之虚阳，其效最捷。即可以物理之情性求之，正不必谬托神怪，自陷于迷惘之域。而俗子又或仅知为涩能固脱，但用之于汗多遗泄诸证；或又畏其涩敛，于当用之病，竟不敢用，是两失也。龙骨今有数种，其下者不知用何石之灰，团结成块，外用粗纸裹之，并不粘涩，复何所用；其稍佳者，名花龙骨；又其贵者，名苍龙齿，其色青黑，故能直达肝肾，涵敛浮越之虚阳。皆宜生打入煎剂，不可入火，而俗皆煅之，则石灰矣，尚有何效力之可言。

**【补】真珠母**

【补曰】珍珠产于蚌蛤，左太冲所谓蚌蛤珠胎，与月盈亏者是也。怀珠者本不仅一种，唯古之南海，固自有专产之地，苏颂所谓出廉州，北海亦有之。生于珠牡，亦曰珠母，蚌类也。许叔微《本事方》有珍珠母丸，所用者盖即苏颂之所谓珠牡，则非寻常之蚌壳。寇宗奭谓河北溏泺中亦有珠母，与廉州之珠母不相类，是古时自有恒用之珠母。但今则产珠之地未闻，故市肆已无珠母之药，多以石决明代之。盖决明亦或怀珠。李珣《海药本草》谓：真珠出南海，石决明产也。今商务书馆新编之《医学辞典》，竟以珍珠母为蚌壳之别名，非是。唯以功用言之，则潜藏浮火，摄纳虚阳，洵与牡蛎、决明之伦，同工异曲。

**【补】玳瑁**

【补曰】玳瑁亦介类，其色深青而紫，故直入肾肝，滋阴益血，而潜藏龙相浮游之阳焰。凡真阴不摄，虚火升腾，变生诸幻者，以之吸引于下，涵阴潜阳，最为必需之品。虽是坚甲，而煮之亦柔软，自有脂液，实在石决之上。

### 【补】牡蛎

【补曰】牡蛎咸寒，虽介属坚甲，而多粉质，入煎剂自有力量，迥非石决、蛤壳等之坚硬无气无味者可比。入丸散则杵为粗块，清水漂取其粉用之，而去其硬片，细腻自然，不假人工研炼。滋填摄纳，断推无上妙品，亦为疡科生肌收口之上药，以其粘而清热，最易生长新肉，实是微贱中之最有妙用者。视珍珠之身价过高，研磨费事者，功又倍之。唯世俗则无不煅为灰烬，以治内外二科，俱失其性，且害人矣，此俗医之大误也。

### 【补】贝齿

【补曰】贝齿色紫，故亦入肝肾，而能潜藏浮焰。但坚刚之质，生用入煎剂，则气味无几，煅之更非所宜，不如玳瑁、牡蛎远矣。

### 【补】龟版

【补曰】龟版滋阴潜阳，吸引肝肾浮越之气，而归其故宅，此玄武坐镇北方之专职也。然富有脂膏，力能滋填，以助培植，则本根既固，庶无拨动之虑，尤为善后必需之品。视金石镇坠之取效一时，专治其标者，又有上下床之别。

【补】鳖甲

【补曰】鳖甲亦是滋阴涵阳，收摄浮焰之上品，气味皆清。虽不及龟甲之滋补，然在阳焰升腾，痰涎泛逆之时，滋腻不可并进，则唯此能摄纳而兼有消化功用者，尤为相宜。

【补】青铅

【补曰】青铅亦称黑铅，镇摄肝胆阳焰，以质为用，气火有余者宜之。而肝肾阴虚阳越之病，嫌其重坠，则唯介属，最为适合。凡金石之品，尚宜审择，未可概投。

【补】汞

【补曰】古亦以汞为镇摄虚火之用，然必煅炼得宜，方可合辙。究有流弊，当知所慎。

【补】硫黄

【补曰】硫黄内服，唯舶来品制炼精纯，可用，土产多含杂质，气味不驯。此纯阳之精，必下元阴气太盛，激其孤阳浮游于上者，以之温养其下，而吸引无根之焰，返归故宅，黑锡丹之功效，最为奇捷。肾气虚寒，喘促欲绝者，非此不可挽救，而非可以治肝火升浮，此两者之病，皆必以镇摄成功，而一虚一实，一热一寒，正是互相对峙。

【补】磁石

【补曰】磁石质重，而具有吸引之性，能入肾肝血分。收摄上浮之气焰，较之其他石质，但以重坠见功者，颇有泾渭之别。

【补】石英

【补曰】石英具有五色之不同。虽气分血分微有区别，然温和降逆，摄纳肾肝，究竟无以异也。

【补】寒水石、玄精石

【补曰】此二石禀北方至阴之精，镇摄太过之阳焰。肝胆气盛，风火升腾者，宜之。而虚阳浮越者，勿用。

搜风

【赵注】肝主风木，故诸风属肝。搜风之法，于肝经独详。

【正义】诸风掉眩，皆属于肝。此至真要大论之明文。赵谓诸风属肝，未尝不是。然肝为风木，本以德性言之，其气坚强，最易横逆，故肝阳一动，则化风上扬，变生诸幻，此是自动之风，必不可误认其由外而入。原其风之所以动者，诚是肝木之有余，洁古以为当泻，确是正治。然既由内自动，则所谓泻者，只可息之于内，摄纳涵藏，使其平静，断不可煽之扬之，益张其势，此肝风为病之万万不能妄投表药风药，及诸般升散之药者。然"潜阳息风"四字，在近日固已成为医学中一大体用，洵可悬之国门，不能增损一字。而从前医家，则一言风病，即用风药，汉唐家法，下逮朱明，何一人不作如是想，最是吾国医界数千年之绝大黑暗。且凡是风病，又无不认为寒凉凛洌之风，则升阳发散，必选辛温燥烈之药，适以为肝阳陡动之风火，助其淫威，肆其毒焰。洁古于此，以搜风标题，而药则乌、附、羌、防，可以治肃杀之寒风，必不可治蕴隆之风火，于肝脏自动之风，有百害而无一利，搜风之名，实是大误，下列诸药，竟无一可治肝脏自动之风。姑依本书照录而明辨之，以听智者之自释。若双湖注文，则不过望文生义，随在作应声虫耳，又何责焉。

### 羌活

【赵注】搜肝风

【正义】羌活气味皆雄，升散极迅，果有寒风，方为对证。若曰肝动生风，而亦以此为治，则适以长其焰，是为推波助澜，搜之不竭，为害何可设想。

### 荆芥

【赵注】入肝经，散风热。

【正义】荆芥辛凉，确能散风热。然唯是外来风热，故可清而散之。赵乃谓入肝经以散之，岂肝家内动之风而亦可升散耶？且此物亦不可谓是肝经之药。

### 薄荷

【赵注】搜肝风，散风热。

【正义】薄荷虽极辛，而凉甚，确能清肝泻火。赵谓散风热，亦只可就外风言之，乃能合于散字本义。

### 槐子

【赵注】入肝经气分，疏导风热。

【正义】槐子是实，故能下行而清血分。古人以治下血，正是清热下行之义。虽下血之病，名曰肠风，实非外风为病。赵氏亦谓是疏导风热，则非疏散可比，乃反以为气分药，何耶？

### 蔓荆子

【赵注】散上部风邪。

【正义】蔓荆固是泄散风邪之药，然与肝风何涉？

### 白花蛇

【赵注】透骨搜风。

【正义】蛇能治风，是为疠风言之，实是以毒攻毒之义，取其节节灵通，能搜血络骨节之毒耳。岂可与肝动之风，混作一气？如此谈医，真魔道矣。

### 独活

【赵注】搜肝去风。

【正义】独活去风，与羌活同。赵谓搜肝，尤为奇僻。

### 皂荚

【赵注】搜风泄热。

【正义】皂荚乃消痰去滞之利药。以为治风，盖能涌泄风痰耳。然岂可以治肝动之风？

**乌头**

【赵注】大燥去风。

【正义】乌头治风，唯凛冽之寒风可用。若肝动生风，正是风火交煽之候。一寒一热，相去天渊，并作一谈。真是暗无天日。

**防风**

【赵注】搜肝去风。

【正义】防风可防外来之风，若曰肝火生风，则非此药防守之职矣。

**白附子**

【赵注】去头面游风。

【正义】头面游风，究竟是肝风否耶？

**僵蚕**

【赵注】治风化痰。

【正义】僵蚕遇风而僵，故能定风清热。然究是外风之药，非可以定肝风。

**蝉蜕**

【赵注】除风热，治皮肤。

【正义】蜩蝉临风振翼，而蜕又轻扬，故能清泄轻微之风热，赵谓治皮肤是也。若曰肝脏生风，试问可与皮肤之风热，等量齐观否耶？

【补】**定风**

【补曰】肝木生风，病由内发。自内生者，只可息之于内，摄纳而镇定之。一切风药，扰乱有余，皆是为虎傅翼，杀人唯恐不速。无奈汉唐以下，唯知有温散一法，枉死者必已恒河沙数。兹为补此定风一层，岂独为洁古弥缝缺憾，实不啻为二千年医界，补到娲皇未见之天。唯是镇定风扬，不外抑降及摄纳两法，上文镇怯条中所录各药，已可与定风正义，交互为用。兹唯选柔润数味，以备抚驭柔驯之法。盖肝为刚脏，本不可压迫太甚，反有遏郁横决之虞。若夫滋液养阴，亦所以涵藏肝木，则自有补血之本题在，非仅以定风为能事矣。

**【补】天麻**

**【补曰】**天麻有风不动，古有定风草之名。质又厚重坚实，明净多脂，故能平靖肝阳，养液以息内风之动。罗天益谓眼黑头旋，风虚内作，非天麻不治，最为此药之知己。诸书有认作专治风寒湿痹，以为疏通经络，祛逐外风用者，不无误会，寿颐已详论之，见拙编《本草正义》。

**【补】蚕矢**

**【补曰】**蚕矢纯是霜叶，清凉宣络性质。（桑叶多络，而又坚韧，故能通经宣络）唯桑叶轻扬，则疏泄在外风热。而蚕矢是矢，坚结成丸，则下行泄降，而有潜阳息风之妙理。吾国药物，恒以情性取义，功用最为敏捷。彼西国药物，皆以物质为治理者，乌能悟此遇化存神之奥旨耶？惟此物入药，须取洁净者曝之极干，密藏不霉者为佳，市肆中物，污烂不堪，不如弗用。

【补】菊花

【补曰】菊花禀秋金之气，虽花萼轻扬，而清凉肃降，能抑肝胆有余之火，实为柔肝息风纯良之药。

【补】胡麻

【补曰】胡麻柔润，能养液以柔肝木，故亦为潜息风阳之药。

【补】黑芝蔴

【补曰】芝蔴脂液尤多，润泽妙品。有一种黑皮绿肉，则直入肝肾而滋养真阴，阴得所养，风自不生，是亦涵阳息风培本之妙品。

【补】白芍药

【补曰】芍药清肃，而微含摄敛作用，能收纳肝脾耗散之气火，故亦能定肝脏自动之风阳。

【补】山萸肉

【补曰】萸肉酸收，温养肝肾真阴，则能摄敛升浮之风火。


## 不足补之

【赵注】肝虚则为不足，故用补。下分三法。

补母

【赵注】肾为肝之母，故云肝无补法，补肾即所以补肝也。

【正义】虚则补其母，本是通套之泛词，唯肝与肾，虽曰母子相生，实是下焦真阴，同条共贯，肝阳易于太过，故无补法。而阳之旺，即是阴之亏，滋养肝肾真阴，即所以涵藏浮越之虚焰。肾肝同治，古有明文，不当堆砌母子相生之套谈，反致泛而不切。双湖只知肝无补法，试问下文补血、补气二条，又将何以说之？何以目光之短，竟至于此！

**枸杞**

【赵注】清肝滋肾，益气生精。

【正义】杞子是滋养肝肾真阴妙品，温和润泽，味厚滋填。近人谓其能兴阳助火者固非，而赵氏竟以为清肝，则又似凉药，亦失正旨。

**杜仲**

【赵注】甘温补肾。

【正义】杜仲健腰膝而利脉络，亦滋填肝肾之要药。

**狗脊**

【赵注】平补肝肾。

【正义】金毛狗脊，生意最富，经久不枯。通利关节，故善起腰脊之痿弱。肝肾两虚，腰脊痠痛，非此不除。

**熟地黄**

【赵注】滋肾水，补真阴。

【正义】地黄补血填阴，味厚色浓，故为滋补肝肾主药，然非仅入肝肾者。

### 苦参

【赵注】燥湿胜热，补阴益精。

【正义】苦参大苦大寒，非实热火毒之症不用。洁古列入补肾队中，诚不可解。要惟龙相沸腾，横决莫制者，或可暂平其焰。赵氏竟可谓之补阴益精，以霜雪为雨露，暴秦虐政，不图于医籍中见此奇语。

### 萆薢

【赵注】固下焦，补肝虚。

【正义】萆薢清热利湿。古称其能有益于肝肾者，湿热去而相火平，斯肝肾之关门自固耳，顾可泛谓之固下补虚耶？

### 阿胶

【赵注】养肝滋肾，和血补阴。

【正义】阿胶得济水沉重之质，引入肾肝，滋填精液，是为补字正面文章。

### 菟丝子

【赵注】强阴益精，平补三阴。

【正义】菟丝多脂，滋填肝肾，确有强阴益精之用。

### 【补】首乌

【补曰】首乌味厚，直达肾肝，益血填阴，富有力量。生者味涩，则相火不藏，疏泄太过者宜之。

### 【补】沙苑蒺藜

【补曰】沙苑蒺藜，即潼蒺藜。质重而色青绿，是为滋填肝肾，潜息内风驯良之品。

补血

【赵注】血宜流通，而恶壅滞。补血之中，兼以活血，乃善用补者也。

【正义】肝须血养，阴血不匮，则肝木涵藏而不妄动。滋填益血，最是补血正旨，所谓补阴宜于涵养，而肝阳无补法者是也。

### 当归

【赵注】和血补血，为血中气药。

【正义】当归多脂，固能补血，惟气温味辛，走而不滞，实是活血妙品。欲其专补，宜用归身，入于地黄、首乌、阿胶等滋腻队中，颇有流动吹嘘之妙。

### 牛膝

【赵注】益肝肾，生用破恶血。

【正义】怀牛膝一茎直达，故能直走下焦，能引补阴之药，达于肝肾，实非自有滋补能力者，且多脂而滑，能利大便，则下行力猛，尚有破泄作用。赵谓能破恶血，即是此意。故中气虚及便溏者勿用。川牛膝则能横行通络，达于手臂。二者皆引经行动之药，实非补字正义。

### 续断

【赵注】补肝肾，宣通百脉。

【正义】续断善行百脉，有补伤绝续之功，故得此名，是宣络活血之最有捷效者。血虚气滞，支节痹痛，脉络不和诸病，此为要药。颇与当归异苔同岑，故恒并驾以驰，如骖之靳。

**白芍**

【赵注】补血泻肝。

【正义】白芍药能摄纳耗散之真阴，故亦可谓补血之品。惟其性近于收，能清肝脏自动之风火，故古人亦谓之平肝。乃赵竟以为泻肝，则言之过甚矣。

**血竭**

【赵注】散瘀生新，和血圣药。

【正义】血竭诚是活血和血之药。惟有粘韧性质，故亦堪为补血之用。内入丸散，则可以通行脉络，填补血耗。外为末子，则可以止血定痛，长肉生肌。

**没药**

【赵注】通滞血，补肝胆。

【正义】没药本是香木膏脂，其气芳香，故入丸散，能行血中气滞，和血定痛。而质又粘腻，则为末子，亦为外用止血定痛，生肌长肉普通之品。

**川芎**

【赵注】补血润燥，散瘀通经。

【正义】芎劳气辛，实是升举行气之药。《金匮》胶艾汤用之，以胶地粘腻已甚，故以芎归之善行者振动之，则无窒滞不通之弊，此制方之妙用，调剂之功夫，非即以芎䓖作为补品。《局方》四物，其旨亦同。洁古乃竟列于补血队中，得毋小误？且辛而能升，近于风燥一类，古人之呼山鞠䓖者，且以为御湿之用。（语出《左氏传》。濒湖《纲目》芎䓖释名条中引之，亦曰御湿，主治条中，亦称燥湿）则王好古独谓之润肝燥，正与古人相反，此是金元人药理之疏，而双湖乃剿袭之，终是不辨菽麦。

【补曰】肝必以血为养育之资。补肝必先补血，实是治肝病之全体大用。惟养血药物，肝脾肾三脏，异曲同功，实无区别。洁古于上条补母，所录杞子、地黄、阿胶、菟丝一类，补肾即以补肝，已与此条同源共贯，必不能分析二者，强划界限，反于此条补血正文，采择芜杂，未免轻重倒置，宾夺主位。寿颐则谓当与上条并作一门，方是乙癸同源，天衣无缝。

补气

【赵注】木性条达，遏抑之则其气不扬。辛以补之，所以达其气。

【正义】木性固喜条达，不可闭遏，遏则郁结不舒，亦必横决为患。惟既已横矣决矣，亦当抚驭而柔驯之，不可再用气药，助其刚燥，否则气益横而血益伤。故肝之气分，必无补药，古所谓肝无补法者，正为肝气言之。洁古必援他脏之例，补血补气，并列两纲，宜乎是条所选药味之不能纯粹矣。

**天麻**

【赵注】辛温，入肝经气分，益气强阴。

【正义】天麻辛温，虽出古书，因于《本经》赤箭之旧，其实《本经》《别录》赤箭之主治，全与天麻功用不符。似古之赤箭，尚非天麻之苗。所以景岳改作辛平。寿颐编辑《本草正义》，已明辨之，究竟厚重之质，必非气药。洁古录此，已失此药之真。双湖注文，更不可信。

**柏子仁**

【赵注】滋肝明目，肝经气分药。

【正义】柏子仁坚实多脂，禀秋金肃降之令，专于下行，故能峻养肝肾。明是血分药，洁古列之气分队中，岂以其气味清芬故耶？

**苍术**

【赵注】升气散郁。

【正义】苍术气雄，诚是气药，然与肝气何涉。

**菊花**

【赵注】去风热，明目。

【正义】菊花气味清冽，而性静穆，诚能柔驯肝气之横逆，然是清泄气火之药，不可以言补气。

**细辛**

【赵注】辛散风热，补益肝胆。

【正义】细辛大辛，直达巅顶，能疏泄外感之大寒，温运中州之阳气。谓为气药，伊谁不知？若曰补肝，则肝脏虚寒，其证奚若？寿颐乃百思而不得其解。

### 密蒙花

【赵注】润肝明目。

【正义】密蒙之蕊，冬结春开，禀至阴之气极厚，而得春生之令最先，故能滋养肝肾，明目去翳，确有补肝之用。洁古以为气药，盖花固轻扬，善行气分耳。

### 决明

【赵注】入肝经，除风热。

【正义】石决明介属潜阳，草决明坚实重坠。固皆能抑降肝胆升浮之气火者。

### 谷精草

【赵注】辛温去风热，入厥阴肝经。

【正义】谷精禀谷之余气而生，得秋令肃降之气，故下入肝肾，潜息内风。然体质轻扬，则上行而明目。洁古列于气分队中，亦以气味皆轻之故。然功用如是，性必不温，古书言其辛温，殊不敢信。双湖乃以"辛温去风热"五字，联属为句，则更不可同日语矣。

### 生姜

【赵注】辛温散寒，宣气解郁。

【正义】生姜固以气用事者，然谓补肝气，毋乃太隔膜耶？

【正曰】肝诚以气用事，然肝之有气，惟恐其横，不虑其衰，故"补肝之气"四字，古今医学，皆无是说，且求之药物中，亦难得针对之药。若曰行气宣通，则上文固有专条，此处补气一门，终是无中生有，不如去之为允。

### 本热寒之

【赵注】不言本寒者，不足即为虚寒。温补之法已见上条，省文也。

【正义】肝是厥阴风木，内藏相火，动则为热，故只有火病，无寒病。治肝病者，亦从未见有当用温补之法。赵乃以上之不足，谓即虚寒，须知凡是虚证，固多有寒热两途，惟在肝胆，亦只有虚热，绝无虚寒，顾可谓温补已见上条乎？

泻木

【赵注】木中有火，泻木亦不外泻火。但酸以泻木，咸以泻火，泻中有补，与下泻火攻里有虚实之分；与上补母补气血，又有寒温之辨。

【正义】肝热宜清，凡是清火泻青之药，俱可并入此条，岂不名正言顺。乃洁古必以泻木泻火，分作两事，已有骈拇支指之嫌，遂令赵双湖弄出酸泻木咸泻火之臆说。岂不知酸先入肝，原是木之正味，胡可反谓之泻药？唯乌梅、芍药、萸肉之酸，能收摄肝胆浮越散耗之气火，则亦所以柔驯其桀骜横逆之势焰，有似于泻，而实非泻肝正面文字，此赵所谓有虚实之分者是也。

**芍药**

【赵注】酸泻肝火，补肝血。

【正义】芍药非泻肝正火，说已见上，既能敛阴，则有益正气，确亦近乎补，而又非补之本旨。赵乃以泻肝补肝，并作一气，终是含糊太过。

**乌梅**

【赵注】酸敛肺，补金以制木。

【正义】乌梅酸收。故能敛肝，本是直捷爽快，而赵必谓敛肺补金制木，何其迂耶？

**泽泻**

【赵注】咸泻肾火，起阴气。

**泻火**

【赵注】苦寒泻火，亦是泻其有余。但不用攻伐，只用寒凉，亦是和解之法。

【正义】名为泻火，药用苦寒，对病发药，轩豁明了。赵氏乃谓不用攻伐，亦是和解，岂芩、连、龙胆，大苦大寒，尚非伐木泻肝之正将耶？

**黄连**

【赵注】泻肝胆火，猪胆汁炒。

【正义】黄连苦寒，泻火主将，固彻上彻下，无不贯通者。或以为专清心热者，本是拘迁之见。赵谓泻肝胆火，必以胆汁拌炒，亦胶固而不能见其大也。

**龙胆草**

【赵注】益肝胆而泻火，除下焦湿热。

【正义】龙胆大苦大寒，专泄有余。苦寒必燥，能除湿热，确是正将。谓益肝胆，殆不其然。

**黄芩**

【赵注】泻少阳相火。

【正义】芩本苦寒，通治上中下三焦实热诸症，无往不宜。必谓是泻少阳，故何所见而云然。

**苦茶**

【赵注】泻热下气。

【正义】茗本苦泄，清热下行，固其所长，唯能清肝，故主明目。

**猪胆**

【赵注】泻肝胆火。

【正义】胆汁专清肝胆，是同气相求之至理。

**攻里**

【赵注】行血亦用大黄，是行血亦攻里。但攻里不必行血，故另立攻里一条，皆所以泻实火也。

【正义】攻里本以通腑，可治腑实，不能治脏病。惟肝热太炽，亦有兼阳明闭塞者。则通腑仍为腑实而设，但亦可藉以泄导有余之相火耳。

### 大黄

【赵注】入肝经血分，下燥结而去瘀热。

【正义】大黄下燥去瘀，皆为肠胃结实而设，本非可以攻伐肝脏，但腑气通，则火得下泄，亦足以疏通肝胆之太亢。

### 标热发之

【赵注】肝主筋，在肌肉之内。邪入肝经，寒变为热，故不言标寒。

【正义】肝热皆是本病，即有厥阴络脉为病，仍是肝气横逆肆虐。则肝经为病，必无可以发散之理。即曰邪入厥阴，未尝无外感在经，及传入厥阴等病。然《伤寒论·厥阴篇》中，亦何尝有发散之明文。则洁古所谓标热发之，实是大误。夫岂有肝经热炽，而可宣发以助其横决之理？下文和解、解肌两层，均是隔靴搔痒，实与病理，毫不适用。

和解

【赵注】肝之表，少阳也。故用少阳和解之法。

【正义】少阳和解，实为外寒遏抑，少阳气火，不得疏达者言之，非少阳相火已盛，而可以柴胡升之发之也。乃洁古更移之以治厥阴为病，得毋教猱升木，益张其势。赵氏随声附和，尤为颠顸。

### 柴胡

【赵注】少阳表药。

【正义】柴胡诚是少阳表药，然少阳病已不可浪投发表，孰谓厥阴为病，而可轻率用之？此薛立斋之辈，吾知其未有不动辄得咎者。

### 半夏

【赵注】辛散发表开郁。

【正义】半夏发表，大是奇谈。

解肌

【赵注】邪入筋而用解肌法，解肌而用太阳发表药。盖邪已深入，引之从肌肉而皮毛也。

【正义】足厥阴经，而洁古乃有解肌之药式，已极不可解。而所谓解肌者，又是麻桂二味，异想天开，不知其何以有此奇悟？而赵双湖乃能以肝主筋，而由筋由肌肉以引到皮毛。为之说解，盲人扪烛，相对谈天，可谓无奇不有。初不谓吾国医书，竟有如是之怪不可识者。

### 桂枝

【赵注】发汗解肌。

### 麻黄

【赵注】发汗解肌。

【正义】桂枝解肌，麻黄发汗是也。然试思此节乃为肝之标病而言，则此二物，宁非去题万里？